Vishwas Kadam
Prashant Suvarna

Osteomielite dos maxilares

Vishwas Kadam
Prashant Suvarna

Osteomielite dos maxilares

História até à sua classificação, diagnóstico, microbiologia, patologia, imagiologia e tratamento

ScienciaScripts

Cover image: www.ingimage.com

This book is a translation from the original published under ISBN 978-3-659-82950-5.

Publisher:
Sciencia Scripts
is a trademark of
Dodo Books Indian Ocean Ltd. and OmniScriptum S.R.L publishing group

120 High Road, East Finchley, London, N2 9ED, United Kingdom
Str. Armeneasca 28/1, office 1, Chisinau MD-2012, Republic of Moldova, Europe
Managing Directors: Ieva Konstantinova, Victoria Ursu
info@omniscriptum.com

Printed at: see last page
ISBN: 978-620-8-51863-9

Índice:

CAPÍTULO 1

INTRODUÇÃO

A osteomielite dos maxilares continua a ser uma doença muito singular do esqueleto facial que representa um grande desafio para o médico e para o paciente a ser tratado, apesar de todos os recentes avanços no diagnóstico e nas modalidades evoluídas de tratamento. No entanto, desde a segunda metade do século XX, tem-se verificado uma redução drástica na incidência de casos de osteomielite envolvendo os maxilares e outros ossos do esqueleto.[1 4]

Um dos principais factores prováveis que conduziram a esta evolução é a introdução de antibióticos no arsenal terapêutico; no entanto, outros factores também contribuíram, tais como uma melhor nutrição e uma melhor disponibilidade de cuidados médicos e dentários, incluindo especialmente avanços na medicina dentária preventiva e na higiene oral. O diagnóstico mais precoce devido a modalidades de diagnóstico por imagem mais sofisticadas melhorou adicionalmente a morbilidade associada a esta doença.[2 47]

Apesar de todos os benefícios associados aos avanços na medicina e na medicina dentária, o desenvolvimento de microrganismos resistentes aos antibióticos habitualmente utilizados, o aumento do número de doentes tratados com esteróides e outros fármacos imunocomprometidos e o aumento da incidência de SIDA, diabetes e outras condições clinicamente comprometedoras conduziram a novos problemas no tratamento da osteomielite dos maxilares, levando novamente a um aumento de casos refractários aos tratamentos padrão. A radioterapia, que leva à osteorradionecrose, também tem sido uma condição que, quando super-infetada, tem contribuído para um grande número de casos de osteomielite complicada nas últimas décadas. Recentemente, tem-se observado que um número crescente de doentes tratados com bisfosfonatos desenvolve osteonecrose do maxilar. Esta condição, também conhecida como osteo-hemonecrose, apresenta uma condição que favorece o desenvolvimento de osteomielite.[3 7]

História de osteomielite

A osteomielite dos maxilares é uma doença que afecta a humanidade desde a pré-história. De facto, o famoso fóssil do "Rapaz de Turkana", com 1,6 milhões de anos, documenta muito bem este facto. O seu esqueleto quase completo, de um hominídeo pré-humano (Homo erectus) com 12 anos de idade, mostrava claramente uma osteomielite resultante de uma infeção odontogénica em torno de um dos seus primeiros dentes molares. Os paleontólogos chegam mesmo a conjeturar que esta foi a causa mais provável da sua morte prematura.[3] (Fig. 1)

A prevalência, a evolução clínica e o tratamento da osteomielite dos ossos maxilares alteraram-se profundamente nos últimos 50 anos. Isto deve-se principalmente a um fator: a introdução da terapia antibiótica, especificamente a penicilina. A integração dos antibióticos no arsenal terapêutico levou a um renascimento completo no tratamento da maioria das doenças infecciosas, incluindo a osteomielite.[4]

Na era pré-antibiótica, a apresentação clássica da osteomielite era um início agudo, geralmente seguido de uma transição posterior para um processo crónico secundário. Os sintomas clínicos maciços com necroses ósseas generalizadas, neoosteogénese, formação de grandes sequestros e formação de fístulas intra e extra-orais eram apresentações comuns, levando por vezes a uma desfiguração facial significativa.[1 2] (Fig. 2).

Após a introdução dos antibióticos, as fases agudas foram muitas vezes ocultadas por estes medicamentos antimicrobianos sem eliminar completamente a infeção. As formas subagudas ou crónicas de osteomielite tornaram-se, portanto, mais proeminentes, sem uma fase aguda real.[3]

Definição de Osteomielite

A palavra "osteomielite" tem origem nas antigas palavras gregas osteon (osso) e muelinos (medula) e significa infeção da porção medular do osso.[5]

A literatura médica comum alarga a definição a um processo inflamatório de todo o osso, incluindo o córtex e o periósteo, reconhecendo que o processo patológico raramente está confinado ao endósteo. Pode, portanto, ser considerada como uma condição inflamatória do osso, que começa na cavidade medular e nos sistemas havianos e se estende até envolver o periósteo da área afetada. A infeção estabelece-se na porção calcificada do osso quando o pus e o edema na cavidade medular e sob o periósteo comprometem ou obstruem o fornecimento de sangue local. Após isquemia, o osso infetado torna-se necrótico e leva à formação de sequestro, que é considerado um sinal clássico de osteomielite[7]

Embora outros factores etiológicos, tais como lesões traumáticas, radiações e certas substâncias químicas, entre outros, possam também produzir inflamação do espaço medular, o termo "osteomielite" é utilizado na literatura médica para descrever uma verdadeira infeção do osso induzida por microrganismos piogénicos.[6]

FIGURAS:

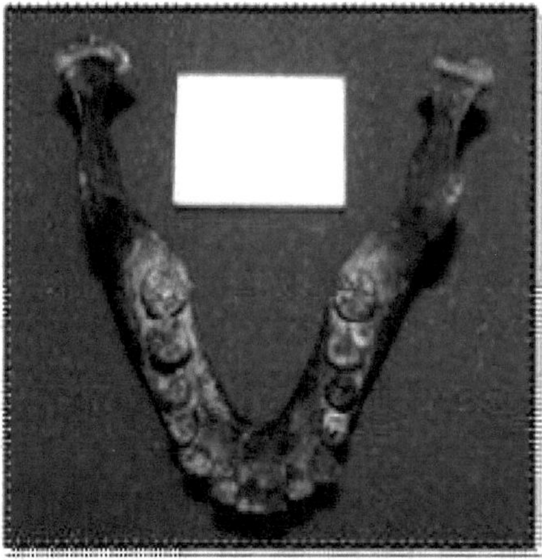

(Fig. 1)

A descoberta do **fóssil** do "Rapaz de Turkana", com 1,6 milhões de anos, documenta muito bem este facto. Sendo um hominídeo **pré-humano** (Homo **erectus**) **de** 12 **anos de idade**, o seu **esqueleto quase completo** mostrava claramente **uma osteomielite resultante de** uma infeção odontogénica à volta de um dos seus primeiros **dentes molares.**

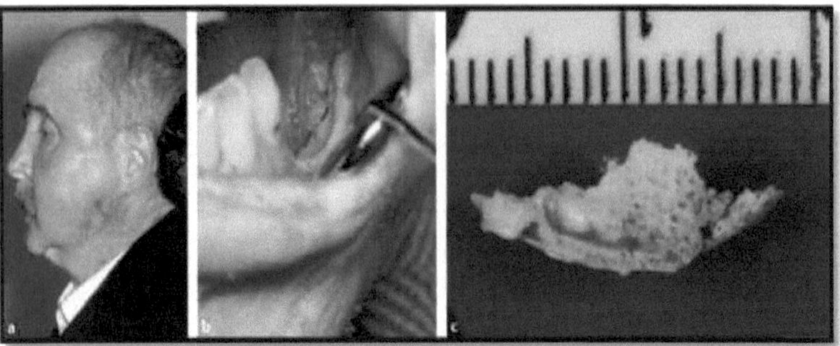

(Fig. **2)**

Caso mais antigo de osteomielite crónica **secundária** avançada **da mandíbula esquerda**.

a) A **afetação maciça da mandíbula** esquerda demonstra **fístula** extra-oral **e** formação de cicatriz.

b) Vista **intra-oral** do **mesmo paciente** com **grande exposição** de **osso** infetado **e** sequestro.

c) **Grande sequestro** recolhido **aquando da cirurgia.**

CAPÍTULO 2

DEFINIÇÃO E DESCRIÇÃO DOS TERMOS EM OSTEOMIELITE

Osteomielite aguda/subaguda

Embora as formas agudas de osteomielite sejam raramente observadas nos dias de hoje, a maioria dos autores na literatura médica comum continua a descrever esta forma como uma entidade própria. Mercuri (1991) Marx (1991) definiu arbitrariamente o elemento temporal como sendo 1 mês após o início dos sintomas.[19 20] A persistência para além deste limite de tempo arbitrário é então considerada como osteomielite crónica, reflectindo a incapacidade dos mecanismos de defesa do hospedeiro para erradicar o agente patogénico responsável.[1]

O termo "**Osteomielite Subaguda**" não está claramente definido na literatura. Muitos autores utilizam o termo indistintamente com osteomielite aguda, e alguns utilizam-no para descrever casos de osteomielite crónica com sintomas mais proeminentes (subaguda). Em alguns casos, a osteomielite subaguda é referida como uma fase de transição dentro do período de tempo da osteomielite aguda e corresponde à terceira e quarta semanas após o início dos sintomas.[30 31]

Osteomielite crónica

Muitos autores concordam que a osteomielite crónica que envolve o osso maxilar pode ser dividida em duas categorias [2 13 22 39] principais.

a) Osteomielite supurativa crónica

b) Osteomielite crónica não supurativa

a) Osteomielite crónica supurativa

Utilizado indistintamente com o termo "**osteomielite crónica secundária**". É, de longe, o tipo de osteomielite mais comum, que é geralmente causada por invasão bacteriana a partir de um foco contagioso.[3] As fontes mais frequentes são focos odontogénicos, doenças periodontais e infecções pulpares, feridas de extração e fracturas infectadas. Pus, fístula e sequestro são achados clínicos típicos desta doença. Clinicamente e radiograficamente, pode ser observado um amplo espetro que vai desde uma fase putrefacta osteolítica agressiva até uma fase osteosclerótica seca.[6]

b) Osteomielite crónica não supurativa

O termo "osteomielite não supurativa" descreve um grupo mais heterogéneo de formas de osteomielite crónica, que não apresenta a formação de pus e fístula e inclui tipos de osteomielite esclerosante crónica, periostite proliferativa, bem como formas actinomicóticas e induzidas por radiação neste grupo. [38 39]

Hudson utiliza o termo para descrever uma condição de osteomielite refractária prolongada devido a um tratamento inadequado, a um hospedeiro comprometido ou a um aumento da virulência e da resistência aos antibióticos dos microrganismos envolvidos. Por conseguinte, esta classificação também inclui os casos em que uma forma supurativa de osteomielite pode apresentar-se como uma forma não supurativa numa fase avançada. [13]

Osteomielite esclerosante difusa (Osteomielite crónica primária)

Um dos termos mais confusos entre a nomenclatura de osteomielite atualmente utilizada é "osteomielite esclerosante difusa". A osteomielite esclerosante foi descrita e dividida em [22 23 32 33 39]

a) Osteomielite esclerosante focal

b) Osteomielite esclerosante difusa

A osteomielite esclerosante focal, também conhecida como **osteíte periapical** ou **osteíte de condensação,** é uma condição bastante comum com uma massa radiopaca patognomónica e bem circunscrita de osso esclerótico que rodeia o ápice da raiz. Uma vez que, nestes casos, a infeção se limita ao ápice da raiz, sem invasão óssea profunda, um tratamento endodôntico suficiente, com ou sem cirurgia do ápice ou extração do dente afetado, conduz normalmente à regressão destas lesões ou a esclerose residual pode permanecer como uma cicatriz óssea.[4 5]

A verdadeira **osteomielite esclerosante difusa (OED)**, no entanto, é uma doença rara de etiologia desconhecida que pode causar grandes problemas diagnósticos e terapêuticos. A ausência de pus, fístula e sequestro são caraterísticas. A doença apresenta um início insidioso, sem um estado agudo. Por isso, é considerada crónica primária e foi denominada **osteomielite crónica primária.** Os períodos de aparecimento duram geralmente de alguns dias a várias semanas e podem apresentar um curso cíclico com intervalos sem sintomas. A dor, o inchaço e a limitação da abertura da boca, bem como a linfadenopatia ocasional, dominam o quadro clínico.[14] Como já foi referido, a etiologia exacta da DSO verdadeira permanece desconhecida. Uma teoria comum é uma infeção de baixo grau de algum tipo. [15 40 41] Um estudo demonstrou uma elevada frequência de Actinomyces, espécies de E. corrodens, Arachnia e Bacteroides spp. em amostras corticais e medulares de doentes com DSO.[19]

"Osteomielite crónica juvenil, esta doença atinge normalmente o seu pico na puberdade e caracteriza-se principalmente por uma expansão volumosa do corpo mandibular, aposição periosteal de osso ("periostite ossificante") e um aspeto esclerótico misto do osso esponjoso. O quadro clínico assemelha-se à osteomielite crónica primária, partilhando a ausência de formação de pus, fístulas ou sequestros. A osteomielite crónica juvenil é, por isso, considerada uma forma de início precoce de [7 8] osteomielite crónica primária.

Síndrome de SAPHO

Em 1986, Chamot et al. descreveram uma síndrome associada a **Sinovite, Acne, Pustulose, Hiperostose e Osteíte** (SAPHO). Vários relatos de casos e estudos foram publicados, concluindo uma possível relação entre a síndrome SAPHO e a DSO da mandíbula.[3 6 9 10 16 17 24 2836]

Osteomielite Multifocal Recorrente Crónica (OCR)

A CRMO é caracterizada por períodos de exacerbações e remissões ao longo de muitos anos. Em correlação com a idade avançada, parece haver uma maior associação com a pustulose palmoplantar, uma parte da síndrome SAPHO.[28] Devido à sua possível relação com outras doenças dermato-esqueléticas associadas, a OMRC foi integrada na síndrome SAPHO, nosologicamente heterogénea, por vários autores.[5 28]

Osteomielite de Garrè

Trata-se apenas de uma reação inflamatória periosteal a muitos estímulos não específicos, que leva à formação de um tipo imaturo de osso novo fora da camada cortical normal. Provavelmente, o termo mais confuso e mal interpretado relativamente à osteomielite é a osteomielite de Garrè. Muitos termos têm sido utilizados como sinónimos na literatura e atribuídos a Garre, tais como Periostite ossificante, Osteomielite crónica não supurativa de Garre, Periostite proliferativa de Garrè, Inflamação esclerosante crónica da mandíbula, Osteomielite crónica com periostite proliferativa. (Carl Garre 1893) [12]

Osteíte alveolar (soquete seco)

Hjorting-Hansen (1960) descreve três formas principais de alvéolos secos: **Alveolite simples; Alveolite granulomatosa; e Alveolite sicca.**[11] Amler (1973) faz uma diferenciação entre osteíte alveolar, osteíte supurativa e osteíte fibrosa. [1] Meyer (1971) fez um grande esforço para demonstrar as alterações histopatológicas da osteíte alveolar. Ele classifica essa condição de acordo com o grau de invasão local do osso circundante e usa os termos "**osteíte circunscrita superficial", "média" e "profunda".**[21]

O termo "osteíte alveolar" (alvéolo seco) é geralmente utilizado para descrever uma ausência de invasão no osso. Por conseguinte, não deve ser considerada como uma forma de osteomielite. Na osteíte alveolar, a teoria comummente defendida sugere uma rutura do coágulo devido à libertação de fibrinolisinas, quer por microorganismos, quer por trauma. Em ambas as situações, as bactérias permanecem na superfície do osso exposto, não ocorrendo uma invasão efectiva. Embora não seja considerada uma infeção verdadeira, a osteíte alveolar pode levar a uma osteomielite crónica aguda ou secundária, uma vez que a invasão bacteriana no osso medular e cortical ocorreu e se estabeleceu uma infeção óssea profunda.[19]

Osteoradionecrose e radioosteomielite

A radioterapia é considerada uma coluna importante no tratamento dos tumores malignos da cabeça e do pescoço. Para além do seu efeito sobre as células tumorais, a radiação tem também efeitos secundários graves sobre os tecidos moles e duros adjacentes à neoplasia. Devido à sua composição mineral, o tecido ósseo absorve mais energia do que os tecidos moles e, por conseguinte, é mais suscetível à radiação secundária. Nos casos em que o osso é irradiado para além de uma determinada dose local, pode desenvolver-se osteorradionecrose. A osteorradionecrose foi outrora considerada uma infeção iniciada por bactérias, que invadiram o osso danificado pela radiação; por isso, o termo "osteomielite induzida pela radiação" ou radioosteomielite era habitualmente utilizado. Marx (1983) identificou de forma conclusiva esta condição como uma necrose avascular do osso induzida por radiação.[18] Ele conseguiu demonstrar que a radiação causava um tecido hipóxico, hipocelular e hipovascular, levando a uma rutura espontânea ou iniciada por trauma. O resultado é uma ferida crónica não cicatrizante, suscetível de superinfeção, resultando em osteomielite.[34 35]

Osteochemonecrosis

A literatura médica descreve vários fármacos e substâncias que facilitam ou induzem condições conhecidas como osteonecrose dos maxilares, como os corticosteróides e outros fármacos oncológicos e antineoplásicos. Nos últimos anos, a terapêutica com bifosfonatos tornou-se um pilar amplamente aceite em vários contextos clínicos, como o mieloma múltiplo, a terapêutica do cancro metastático e o tratamento da osteoporose avançada. Com o aumento da prescrição destes fármacos, foram relatados casos de osteochemonecrose da mandíbula associados a bisfosfonatos administrados cronicamente por via oral.[25 26]

Na osteocemonecrose dos maxilares induzida por bisfosfonatos, a ação osteoclástica é reduzida, mas a produção osteoblástica continua, levando a uma condição semelhante à osteopetrose. O osso maxilar com osteocemonecrose induzida por bisfosfonatos é muito mais suscetível à invasão bacteriana devido à sua fisiologia fortemente alterada; no entanto, a infeção do osso deve ser considerada um fenómeno secundário e não a causa primária desta entidade patológica.[37 42]

CAPÍTULO 3

CLASSIFICAÇÃO DA OSTEOMIELITE

VISÃO GERAL DOS SISTEMAS DE CLASSIFICAÇÃO UTILIZADOS NA OSTEOMIELITE

Critérios de classificação	Classificação
Classificação com base no quadro clínico e na radiologia. Os dois grandes grupos (osteomielite aguda e crónica) são diferenciadas pela evolução clínica da doença após o início, relativamente à terapêutica cirúrgica e antimicrobiana. O limite de tempo arbitrário de 1 mês é utilizado para diferenciar a osteomielite aguda da crónica.	I. Formas agudas de osteomielite (supurativas ou não supurativas) A. Concentração contagiante 1. Trauma 2. Cirurgia 3. Infeção Odontogénica B. Progressivo 1. Queimaduras 2. Sinusite 3. Insuficiência vascular C. Hematogénico (metastático) 1. Desenvolvimento do esqueleto (crianças) II. Formas crónicas de osteomielite A. Multifocal recorrente 1. Desenvolvimento do esqueleto 2. Osteogénico escalonado B. Garrè's 1. Reação subperiosteal proliferativa única 2. Desenvolvimento do esqueleto C. Supurativo ou não supurativo 1. Formas não tratadas adequadamente 2. Formas de comprometimento sistémico D. Esclerosante difuso 1. Microrganismos fastidiosos 2. Interface hospedeiro/patogénico comprometida

Hudson JW; Osteomielite dos maxilares: uma perspetiva de 50 anos. J Oral Maxillofac Surg1993 Dec; 51(12):1294-30.[4]

Critérios de classificação	Classificação
Classificação com base na patogénese.	I. Osteomielite hematogénica II. Osteomielite secundária a um foco de infeção contíguo III. Osteomielite associada ou não a doença vascular periférica

Hudson JW; Osteomielite dos maxilares: uma perspetiva de 50 anos. J Oral Maxillofac Surg1993 Dec;

51(12):1294-1301.[4]

Critérios de classificação	Classificação
Dupla classificação com base na anatomia patológica e fisiopatologia	I. Tipos anatómicos 1. Fase I: Osteomielite medular (envolvimento do osso medular sem envolvimento da cortical; geralmente hematogénico) 2. Fase II: Osteomielite superficial (defeito ósseo inferior a 2 cm sem osso esponjoso) 3. Fase III: Osteomielite localizada (defeito ósseo inferior a 2 cm na radiografia, o defeito não parece envolver ambas as corticais) 4. Estádio IV: Osteomielite difusa (defeito superior a 2 cm, fratura patológica, infeção, não união) II.Classe fisiológica 1. anfitrião: anfitrião normal 2. anfitrião: anfitrião sistémico comprometido/anfitrião local comprometido 3. hospedeiro: tratamento pior que a doença

Hudson JW; Osteomielite dos maxilares: uma perspetiva de 50 anos. J Oral Maxillofac Surg 1993 Dec; 51(12):1294-1301.[4]

Critérios de classificação	Classificação
Classificação com base no quadro clínico, radiologia, patologia e etiologia	I. Osteomielite supurativa aguda (osteomielite rarefaccionada) II. Osteomielite supurativa crónica (osteomielite esclerosante) III. Osteomielite esclerosante crónica (osteomielite de condensação) IV. Osteomielite esclerosante difusa crónica V. Osteomielite crónica com periostite proliferativa (osteíte esclerosante crónica não supurativa de Garrè, periostite ossificante) VI. Osteomielite específica 1. Osteomielite tuberculosa 2. Osteomielite sifilítica 3. Osteomielite actinomicótica

Mittermayer CH; Patologia oral. Schattauer, Stuttgart-Nova Iorque 1976. [13]

Critérios de classificação	Classificação
Classificação com base no quadro clínico e na radiologia	I. Osteomielite aguda/subaguda II. Osteomielite crónica secundária III. Osteomielite crónica primária

Hjorting-Hansen E. Alveolite sicca dolorosa (alvéolo seco): frequência de ocorrência e tratamento com tripsina. J Oral Surg 1960.[2]

Hjorting-Hansen E; Decortication in treatment of osteomyelitis of the mandible (Decorticação no tratamento da osteomielite da mandíbula). Oral Surg Oral Med Oral Pathol 1970 May; 29(5):641-55.[3]

Critérios de classificação	Classificação
Classificação com base no quadro clínico e radiologia, etiologia e fisiopatologia	I. Osteomielite aguda 1. Associado a disseminação hematogénica 2. Associada a patologia óssea intrínseca ou doença vascular periférica 3. Associado a causas odontogénicas e não odontogénicas II. Osteomielite crónica 1. Osteomielite multifocal crónica recorrente em crianças 2. Osteomielite de Garrè 3. Osteomielite supurativa crónica 4. Osteomielite esclerosante crónica difusa verdadeira

Marx RE. Osteoradionecrose: um novo conceito da sua fisiopatologia. J Oral Maxillofac Surg 1983; 41(5):283-288.[5]

Marx RE; Osteomielite crónica dos maxilares. Clínicas de Cirurgia Oral e Maxilofacial da América do Norte, Vol 3, No 2, maio de 91, 367-81.[6]

Mercuri LG; Osteomielite aguda dos maxilares. Clínicas de Cirurgia Oral e Maxilofacial da América do Norte, Vol 3, No 2, maio 91, 355-65.[8]

Critérios de classificação	Classificação
Classificação com base no quadro clínico e na radiologia Classificação de formas de osteomielite crónica apenas	1. Principalmente inflamação crónica do maxilar 1 Osteomielite sicca 2. Osteomielite esclerosante crónica com estrutura trabecular de malha fina 3. Osteomielite esclerosante muito densa local e mais extensa II. Inflamação crónica secundária do maxilar III. Inflamações crónicas específicas dos maxilares - Tuberculose - Sífilis - Lepra - Actinomicose

Marx RE, Carlson ER, Smith BR, Toraya N. Isolamento de espécies de Actinomyces e Eikenella corrodens de pacientes com osteomielite esclerosante difusa crónica. J Oral Maxillofac Surg 1994; 52(1):26-34.[7]
Panders AK, Hadders HN Oral Surg Oral Med Oral Pathol 1970 Sep; 30(3):396-412C. [9]

Critérios de classificação	**Classificação**
Classificação com base no quadro clínico	I. Osteomielite aguda II. Osteomielite crónica secundária III. Osteomielite crónica primária IV. Formulários especiais - Osteomielite sicca (pseudo-paget Axhausen) - Osteomielite esclerosante crónica de Garrè

Schelhorn P, Zenk W [Clínica e terapia da osteomielite do maxilar inferior]. Stomatol DDR 1989 Oct; 39(10):672-6. [10]

Critérios de classificação	**Classificação**
Classificação com base no quadro clínico, radiologia e etiologia	1. Osteomielite supurativa 1. Osteomielite supurativa aguda 2. Osteomielite supurativa crónica - Osteomielite supurativa crónica primária - Osteomielite supurativa crónica secundária 4. Osteomielite infantil II. Osteomielite não supurativa 1. Osteomielite esclerosante crónica - Osteomielite esclerosante focal - Osteomielite esclerosante difusa 2. Osteomielite esclerosante de Garrè 3. Osteomielite actinomicótica 4. Osteomielite e necrose por radiação

Topazian RG; Osteomielite dos maxilares. Em Topazian RG, Goldberg MH (eds): Oral and Infecções Maxilofaciais. Filadélfia, WB Saunders 1994, Capítulo 7, pp 251-88. [11]

Critérios de classificação	**Classificação**
Classificação com base no quadro clínico e na radiologia	I. Osteomielite supurativa 1. Osteomielite supurativa aguda 2. Osteomielite supurativa crónica II. Osteomielite não supurativa 1. Osteomielite esclerosante focal crónica 2. Osteomielite esclerosante difusa crónica 3. Osteomielite esclerosante crónica de Garrè III. Osteoradionecrose

Bernier S, Clermont S, Maranda G, Turcotte JY J Can Dent Assoc 1995 maio; 61(5):441-2. [1]

Critérios de classificação	**Classificação**
Classificação com base no quadro clínico e na radiologia	I. Osteíte exsudativa II. Osteíte de reabsorção III. Osteíte produtiva
	IV. Osteíte necrotizante aguda (osteomielite) V. Osteomielite crónica 1. Evolução crónica de uma osteomielite aguda 2. Osteomielite oculta 3. Osteomielite necrotizante crónica com hipertrofia 4. Osteomielite exsudativa crónica 5. Osteomielite produtiva

Wassmund M Lehrbuch der praktischen Chirurgie des Mundes und der Kiefer. Meusser, Leipzig 1935. [13]

O SISTEMA DE CLASSIFICAÇÃO DE ZURIQUE

Como mencionado anteriormente, vários sistemas de classificação e nomenclaturas da doença evoluíram ao longo do tempo. A heterogeneidade dos sistemas de classificação é suportada pelo facto de serem utilizadas várias modalidades para descrever e definir a osteomielite maxilofacial. Estas modalidades incluem a etiologia e a patogénese, a apresentação clínica e a evolução, a radiologia e a histopatologia. Para além disso, a maioria das formas de classificação representam uma mistura destes critérios, causando confusão e dificultando assim os estudos comparativos. No Departamento de Cirurgia Crânio-Maxilo-Facial da Universidade de Zurique, o sistema de classificação da osteomielite dos maxilares utiliza uma ordem hierárquica de critérios de classificação. Baseia-se principalmente na aparência clínica e na evolução da doença, bem como nas caraterísticas radiológicas.

Com base nestes critérios, podem distinguir-se três grandes grupos de osteomielite:

1. ***Osteomielite aguda (AO)***
2. ***Osteomielite crónica secundária (SCO)***
3. ***Osteomielite crónica primária (OPC)***

Critérios de classificação em que se baseia a classificação de Zurique da osteomielite

Hierárquico Order Of Classificação Critérios	*Critérios de classificação*	*Grupos de classificação*
Primeiro	Aspeto clínico e evolução da doença & Radiologia	Grupos principais 1. Osteomielite aguda (AO) 2. Osteomielite crónica secundária (SCO)
		3. Osteomielite crónica primária (PCO)
Segundo	Patologia (bruto patologia e histologia)	Diferenciação de casos que não podem ser claramente distinguidos apenas com base na aparência clínica e na evolução da doença; importante para a exclusão de diagnósticos diferenciais em casos limítrofes.
Terceiro	Etiologia - Patogénese	Subgrupos de AO, SCO e PCO

Departamento de Cirurgia Cranio-Maxilo-Facial da Universidade de Zurique

Topazian RG. Osteomielite dos maxilares. In: Topizan RG, Goldberg MH, Hupp JR (eds) Oral and maxillofacial infections, 4th edn. Saunders, Philadelphia, 2002, pp 214-242.[12]

CAPÍTULO 4

MICROBIOLOGIA NA OSTEOMIELITE DOS MAXILARES

Mais de 200 espécies microbianas foram cultivadas a partir da cavidade oral de seres humanos e entre 400 e 500 taxa adicionais foram detectados por análise do gene 16S rRNA de amostras orais.[1 21]

Os anaeróbios residem normalmente em abundância como parte da flora normal, com concentrações que variam de 109/ml na saliva a 1012/ml em raspagens gengivais. Neste local, o rácio de bactérias anaeróbias para aeróbias varia entre 1:1 nos dentes e 1000:1 na fenda gengival.[2 20]

As bactérias mais importantes responsáveis pela osteomielite dos maxilares são os bastonetes Gram-negativos anaeróbios, ou seja, *Prevotella* spp., *Porphyromonas* spp. e *Fusobacterium* spp. A forma mais fácil de categorizar as bactérias mais importantes e mais frequentes encontradas em amostras de osteomielite dos maxilares é a coloração na coloração de Gram e a atmosfera preferida.[5]

	Anaeróbios facultativos	**Aeróbios**
Cocos Gram-positivos	Staphylococcus aureus Estafilococos coagulase-negativos Streptococcus spp. Abiotrophia spp. Granulicatella spp.	Peptostreptococcus spp.
Bastonetes Gram-positivos	Actinomyces spp. Corynebacterium spp. Lactobacillus spp. Propionibacterium spp. Rothia deantocariosa	Actinomyces israelii Eubacterium lentum Bifidobacterium spp.
Cocos Gram-negativos	Neisseria spp.	Veillonella spp
Bastonetes Gram-negativos	Actinobacillus actinomycetemcomitans Capnocytophaga spp. Haemophilus spp. Eikenella corrodens Leptotrichia buccalis	Fusobacterium spp. Porphyromonas spp. Prevotella spp.

Procedimentos microbiológicos para a deteção de bactérias encontradas na osteomielite dos maxilares

A recolha e o transporte adequados das amostras são essenciais para a recuperação exacta das bactérias relevantes. Em geral, as culturas bacterianas devem ser obtidas utilizando amostras de tecido e não zaragatoas, uma vez que as culturas de zaragatoas de pus e exsudado pútrido contêm frequentemente, na sua maioria, microrganismos mortos. O número de microrganismos, no entanto, deve ser suficiente para desenvolver um crescimento de colónia nas placas de cultura.

Os aspirados das tumefacções dos tecidos moles adjacentes podem ser úteis, mas as culturas das vias sinusais podem induzir em erro, uma vez que estas vias sinusais são frequentemente colonizadas por organismos que não reflectem o que está realmente a ocorrer no interior do osso infetado. Se for necessário penetrar nas membranas mucosas da cavidade oral, o local deve ser isolado com rolos de algodão, seco e esfregado vigorosamente com iodopovidona, que deve permanecer no local durante pelo menos 1 minuto antes da inserção da agulha. As amostras líquidas profundas devem ser injectadas num frasco de transporte anaeróbico através de um septo de borracha sem introdução de ar; o líquido deve ser injetado lentamente para garantir que a amostra permanece em cima do ágar. Uma vez que a osteomielite aguda e especialmente a osteomielite crónica secundária dos maxilares está associada a anaeróbios numa mistura polimicrobiana, as amostras de cultura devem ser enviadas imediatamente para o laboratório de microbiologia. As amostras cultivadas com um atraso de apenas 15 minutos podem não produzir determinados anaeróbios que podem ser identificados numa cultura imediata. O tempo de espera aceitável quando os meios de transferência aeróbios são mais longos, mas a perda de certos aeróbios pode ocorrer dentro de 2 horas. [14]

As biópsias devem ser transportadas num tubo esterilizado. Se o transporte for demorado, pode ser adicionada uma pequena quantidade de solução salina fisiológica estéril. Quando não for possível obter outra amostra, as zaragatoas devem ser transportadas num tubo de ágar de transporte anaeróbio. Nos casos de osteomielite crónica primária ou de osteomielite crónica secundária predominantemente esclerosante, não há pus nem sequestros; por isso, a biópsia óssea é da maior importância para a deteção de um possível agente patogénico. Para evitar a contaminação, as amostras de biópsia óssea devem ser colhidas de acordo com um protocolo rigoroso, embora uma abordagem externa, como referido anteriormente, fosse a abordagem preferida do ponto de vista microbiológico; no entanto, a colheita de osso da mandíbula por uma abordagem extra-oral é mais exigente do ponto de vista cirúrgico do que por uma abordagem enoral e acarreta várias complicações, especialmente a formação de cicatrizes e uma possível paralisia do nervo facial. [10]

Os espécimes devem ser protegidos dos efeitos deletérios do oxigénio até poderem ser cultivados. Num meio de transporte anaeróbio adequado, as bactérias anaeróbias podem sobreviver até vários dias. Os anaeróbios sobrevivem bem em pedaços de tecido, especialmente os maiores. Os espécimes devem ser transportados e mantidos à temperatura ambiente; as temperaturas da incubadora causarão um crescimento bacteriano excessivo ou a perda de algumas estirpes e as temperaturas frias permitirão uma maior difusão do oxigénio. Devido à natureza fastidiosa e sensível ao oxigénio de muitos anaeróbios orais, o processamento imediato após a abertura dos frascos de transporte é essencial para a obtenção de resultados clinicamente relevantes.[10]

Os organismos não se desenvolvem bem no osso e é importante o manuseamento adequado das amostras. Transportar a amostra para o laboratório e pedir que as amostras de osso sejam moídas ou picadas pode aumentar o rendimento da cultura. Uma coloração de Gram bem preparada e corretamente interpretada é um método simples e rápido para fornecer informações preliminares aos clínicos. As placas de ágar não selectivas e selectivas com sangue são incubadas anaerobicamente e aerobicamente em 5% de CO2; uma placa de chocolate selectiva pode ajudar a encontrar hemofílicos dependentes do fator X e V. As bactérias especialmente suspeitas devem ser comunicadas ao laboratório; para a deteção de *A. israelii*, devem ser inoculadas placas anaeróbias selectivas durante 10 dias.[6]

Resultados microbiológicos em diferentes tipos de osteomielite dos maxilares

1. Osteomielite aguda

No passado, acreditava-se que a osteomielite dos maxilares, tal como a dos ossos longos, era causada principalmente pelas bactérias cutâneas *S. aureus* e *Staphylococcus epidermidis.*[9] Uma diminuição da percentagem de osteomielite *por S. aureus* em relatórios recentes é atribuível à utilização de métodos de cultura mais sofisticados que resultam numa identificação mais exacta dos organismos responsáveis.[11]

A estimativa anterior de envolvimento de anaeróbios em todos os casos de osteomielite era <1%. Por outro lado, os anaeróbios estão agora frequentemente associados a organismos aeróbios na osteomielite, e a osteomielite anaeróbia também pode ocorrer isoladamente. Os achados úteis para o reconhecimento de infecções anaeróbias puras ou mistas aeróbias-anaeróbias na osteomielite dos maxilares são a presença de um exsudado fétido, descamação de tecido necrótico, gás nos tecidos moles, corrimento negro da ferida, coloração de Gram revelando múltiplos organismos com diferentes caraterísticas morfológicas, incapacidade de cultivar organismos a partir de amostras clínicas, particularmente quando são observados organismos Gram-negativos no esfregaço, e presença de sequestro.[19]

A osteomielite dos maxilares é agora reconhecida como uma doença causada principalmente por estreptococos viridans e anaeróbios orais, particularmente *Peptostreptococcus* spp., Fusobacteriumspp. e *Prevotella* spp.[19]

Alguns organismos são aparentemente derivados de infecções do espaço perimandibular que também podem envolver *E. corrodens* numa percentagem relativamente elevada de doentes. As culturas bacterianas mistas, os estreptococos hemolíticos, os pneumococos, os bacilos tifóides e os bacilos álcool-ácido resistentes, *a Escherichia coli* e *os Actinomyces* spp. são responsáveis pelas restantes infecções.[17]

2. Osteomielite crónica secundária

Como sequela da osteomielite aguda, a osteomielite crónica secundária partilha a mesma etiologia e patogénese que a forma aguda; por isso, a causa habitual da osteomielite crónica secundária dos maxilares é também a invasão bacteriana a partir de um foco contagioso. As bactérias responsáveis por várias infecções na osteomielite aguda são também responsáveis por infecções na osteomielite crónica secundária; a única diferença é o seu número.[19]

A osteomielite aguda da maxila no recém-nascido é uma doença infecciosa rara da maxila que, subsequentemente, se espalha para incluir o olho, bem como as cavidades nasais e orais, com os respectivos sinais e sintomas. O organismo responsável é normalmente o *S. aureus* e o diagnóstico e tratamento precoces podem resultar numa rápida resolução da doença.[13]

A osteomielite dos maxilares em bebés é uma doença pouco frequente, mas merece uma menção especial devido aos riscos de envolvimento do olho, extensão aos seios durais e potencial para deformações faciais e perda de dentes resultantes de um tratamento tardio ou inadequado.[19]

A osteomielite dos maxilares em crianças submetidas a quimioterapia imunossupressora pode necessitar de investigações microbiológicas especiais. Foram descritas osteomielites oportunistas nos maxilares com *Apergillus flavus*, *Saccharomyces cerevisiae* e *Actinomyces* spp. em crianças submetidas a quimioterapia.[8] A osteomielite da mandíbula durante a gravidez é uma situação rara, tendo sido descrito um único caso sem investigação microbiológica. [4] A osteomielite da mandíbula também pode ser uma complicação da síndrome de Lemierre. As infecções odontogénicas que geralmente têm origem na polpa infetada ou necrótica podem propagar-se aos espaços fasciais da parte inferior da cabeça e da parte superior do pescoço. Os organismos predominantes recuperados de infecções faciais profundas são *S. aureus* e estreptococos do grupo A e bactérias anaeróbias de origem oral misturadas com bactérias aeróbias.[3]

3. Osteomielite actinomicótica dos maxilares

A actinomicose é uma infeção crónica, lentamente progressiva, com caraterísticas granulomatosas e supurativas; afecta normalmente os tecidos moles e, só ocasionalmente, o osso. Cerca de dois terços dos casos são cervicofaciais. A doença cervicofacial pode afetar a mandíbula e os tecidos moles sobrejacentes, a glândula parótida, a língua e os seios maxilares.[19]

O A. israelii é o principal responsável pela actinomicose humana. *A. naeslundii, A. odontolyticus* e *A. meyeri* são causas menos comuns. A maioria das infecções é acompanhada por outros organismos, tais como *A. actinomycetemcomitans*, *Bacteroides* spp., *E. corrodens*, *Enterobacteriaceae*, *Fusobacterium* spp., *Porphyromonas* spp., *Prevotella* spp., estafilococos e estreptococos.[18] *Os Actinomyces* spp. são bactérias Gram-positivas, não formadoras de esporos e não ácido-rápidas; *A. israelii* e *A. meyeri* são bactérias estritamente anaeróbias, enquanto *os Actinomyces* spp. podem crescer aerobicamente. O diagnóstico baseia-se numa cultura ou numa biopsia da lesão. Na actinomicose, o esfregaço revela organismos Gram-positivos de vários tipos morfológicos, particularmente formas difteróides e filamentosas. Está disponível uma coloração imunofluorescente específica para distinguir as várias espécies de actinomicose.[7 19 12]

4. Osteomielite Nocárdica dos maxilares

A nocardiose é uma doença crónica que se assemelha à actinomicose. Embora ocorra principalmente nos pulmões, a partir dos quais se pode disseminar hematogenicamente para o sistema nervoso e os tecidos moles, ocasionalmente envolve a região cervicofacial com envolvimento ósseo. A doença humana é geralmente causada por *Nocardia asteroides*, um organismo aeróbico, delicado, Gram-positivo, filamentoso, ramificado, variavelmente ácido-rápido. Nos maxilares, pode ocorrer com ou sem lesão dentária e forma lesões supurativas com necrose aguda e formação de abcessos.[19]

5. Osteomielite crónica primária

A osteomielite crónica primária dos maxilares é uma doença inflamatória crónica rara, não supurativa, de etiologia desconhecida. A flora bacteriana anaeróbia diversa e os estreptococos viridans, os estafilococos coagulase-negativos são predominantes.[12]

CAPÍTULO 5

PATOLOGIA NA OSTEOMIELITE DOS MAXILARES

A classificação de Zurique baseia-se principalmente na aparência clínica e na evolução da doença, bem como nas caraterísticas radiológicas. A patologia da osteomielite é considerada um critério de classificação secundário. Distinguem-se três grupos principais de osteomielite dos maxilares: [1]

1. **Osteomielite aguda**
2. **Osteomielite crónica secundária**
3. **Osteomielite crónica primária**

A histopatologia constitui um critério de classificação importante e apoia a distinção das três categorias principais na classificação de Zurique; no entanto, a histologia tem de ser complementada e interpretada em conjunto com os achados clínicos e radiológicos e não deve ser utilizada isoladamente de forma independente.[2]

Um objetivo importante da investigação histopatológica - para além da confirmação de um diagnóstico clínico e radiológico suspeito de osteomielite - consiste na tipificação e classificação da atividade inflamatória. Isto pode ser útil para distinguir a osteomielite crónica secundária da osteomielite crónica primária em alguns casos em que a evolução clínica e os estudos imagiológicos não são conclusivos. Do mesmo modo, a diferenciação de outras patologias é efectuada pela histologia. O aspeto imagiológico da osteomielite aguda e da osteomielite crónica primária e secundária pode assemelhar-se a um tumor agressivo; por conseguinte, a histopatologia é uma ferramenta importante para excluir o diagnóstico diferencial de neoplasia.[3]

Envio de tecidos

Os tecidos submetidos a investigação patológica resultam de uma biópsia de diagnóstico, de uma curetagem terapêutica ou de uma ressecção cirúrgica. De qualquer forma, é preferível que o tecido seja enviado rapidamente (no prazo de 30 minutos), fresco e nativo, não fixado em água gelada (0-4°C), de modo a permitir uma investigação microbiológica e molecular óptima. A cultura microbiológica facilitará o tratamento antimicrobiológico da osteomielite. Atualmente, a investigação molecular não está indicada para o diagnóstico de osteomielite por si só, mas serve para excluir ou confirmar um diagnóstico diferencial de uma neoplasia, em especial tumores de Ewing, linfomas e leucemias.[4]

O processamento dos tecidos segue normalmente os procedimentos habituais: o osso é fixado em formalina, cuidadosamente descalcificado num agente quelante, como o EDTA, e subsequentemente incluído em parafina. Para um diagnóstico de osteomielite, são aplicadas colorações de rotina: hematoxilina-eosina (H&E); van Gieson; Giemsa; e PAS. Se necessário, pode ser efectuada uma imuno-histoquímica; no entanto, o diagnóstico de rotina da osteomielite é feito apenas pela histologia convencional numa lâmina de H&E.[5]

Patologia Macroscópica

Na osteomielite, a terapêutica cirúrgica visa a remoção do osso necrótico por "desbridamento". Múltiplos sequestros removidos cirurgicamente num caso de osteomielite crónica secundária extensa da mandíbula (Fig. 1). Sequestro ósseo de grandes dimensões removido num caso de osteomielite crónica secundária com tecido de granulação adjetivado (Fig. 2). A curetagem produz pequenos fragmentos ósseos hemorrágicos de cor bronzeada a castanha e exsudados inflamatórios de cor bege. Os pequenos fragmentos de curetagem são geralmente totalmente embebidos em parafina e normalmente não requerem dissecção. As amostras de tecido de maiores dimensões devem ser orientadas e cortadas perpendicularmente à superfície óssea. As sequestras apresentam geralmente um contorno irregular, sendo ocasionalmente necessária uma ressecção da mandíbula. Em secção transversal, o córtex ósseo aparece espessado e o osso esponjoso esclerosado. Podem alternar-se focos osteolíticos e osteoscleróticos.[5]

Patologia Microscópica

1. **Osteomielite aguda**

Morfologicamente, a osteomielite aguda (supurativa) é caracterizada por um exsudado inflamatório composto por fibrina, leucócitos polimorfonucleares e macrófagos. A inflamação localiza-se principalmente nos espaços medulares da esponjosa, mas envolve secundariamente as trabéculas da esponjosa e pode penetrar no córtex e atingir o periósteo. Os espaços da medula estão cheios de neutrófilos, detritos necróticos e microorganismos. O tecido adiposo da medula e a medula hematopoiética sofreram necrose e são substituídos por exsudato inflamatório.[6]

Osteomielite aguda (supurativa) (colorações H&E). (Fig. 3a, 3b, 3c, 3d)

3a. Ampliação de baixa potência da mandíbula com osteomielite supurativa destrutiva aguda.

3b. A ampliação de média potência mostra a ausência de medula gordurosa e infiltrados inflamatórios densos na medula.

3c. Os espaços da medula óssea estão ocupados por neutrófilos. As trabéculas ósseas apresentam um contorno irregular devido à reabsorção por osteoclastos.

3d. Alta potência de osteoclastos activos e necrose óssea parcial

Na osteomielite dos maxilares, as espécies de *Staphylococcus*, *Streptococcus* e *Actinomyces* são os agentes causadores na maioria dos doentes. As espécies de *Staphylococcus* e *Streptococcus* são visíveis nas colorações de H&E ou Gram. *O Actinomyces* é demonstrado por PAS e coloração de Gram. Os microrganismos colonizam preferencialmente o osso necrótico e formam grandes colónias que se espalham nas lacunas e canais das superfícies ósseas.

2. **Osteomielite crónica**

A morfologia (macroscópica e microscópica), por si só, não consegue distinguir claramente entre formas secundárias e primárias de osteomielite crónica; no entanto, no contexto da apresentação clínica e dos estudos imagiológicos, a histologia contribui para o diagnóstico de osteomielite crónica.

a) Osteomielite crónica primária

O quadro morfológico da osteomielite crónica primária é constituído pelos componentes - infiltrado inflamatório, reação mesenquimal da medula óssea (fibrose) e alterações ósseas secundárias. O infiltrado inflamatório é constituído por plasmócitos, granulócitos neutrofílicos e linfócitos, estando também presentes macrófagos. A fibrose da medula óssea e a gama de alterações ósseas secundárias são enormes. A formação reactiva de osso novo pode ser maciça e levar a uma esclerose óssea reactiva proeminente do hospedeiro. A atividade osteoblástica pode ser pronunciada e levar a um aumento do calibre das trabéculas intralesionais e medulares circundantes. Com a ativação dos osteoclastos e episódios repetidos de formação óssea reactiva, surge um padrão irregular caraterístico de linhas de inversão, semelhante ao observado na doença de Paget. Este padrão é, por isso, descrito como "pagetóide". Nestes casos de formação óssea reactiva proeminente, a histologia é caracterizada por uma esclerose maciça do osso esponjoso, acompanhada por formação de novo osso periosteal e esclerose cortical.[6 8]

Osteomielite crónica primária (manchas H&E). ***(Fig. 4a, 4b, 4c, 4d)***

4a. Ampliação de baixa potência da esclerose óssea.

4b. A ampliação de média potência revela a ausência de tecido adiposo nos espaços medulares estreitos.

4c. A reabsorção ativa das trabéculas ósseas por osteoclastos resulta num contorno trabecular irregular com múltiplas lacunas de Howship adjacentes.

4d. Episódios repetidos de reabsorção óssea e formação óssea reactiva conduzem a um padrão irregular de linhas de inversão "pagetóide", semelhante ao da doença de Paget, e os espaços medulares apresentam fibrose frouxa.

4e, 4f. Linhas de inversão "pagetóides" irregulares, fibrose da medula solta

b) Osteomielite crónica secundária

Por definição, a osteomielite aguda torna-se "crónica secundária" após a duração de 1 mês.[7] A osteomielite aguda e a osteomielite crónica secundária são, portanto, consideradas como a mesma doença em fases diferentes. A histopatologia dos casos de osteomielite crónica secundária com supuração apresenta caraterísticas semelhantes às dos casos de osteomielite aguda, com grandes quantidades de leucócitos polimorfonucleares, macrófagos e células plasmáticas, acompanhados por um grau variável de fibrose da medula óssea e formação óssea reactiva. Nos casos de osteomielite crónica secundária com um curso menos fulminante, predominam a fibrose da medula e as escleroses ósseas reactivas.[10 11]

Doente com osteomielite crónica secundária (manchas H&E). (Fig. 5a, 5b, 5c, 5d)

5a. Ampliação de alta potência do espaço medular e das trabéculas ósseas adjacentes mostra ausência de tecido adiposo com fibrose medular frouxa e infiltrados inflamatórios linfocíticos dispersos. Trabéculas ósseas revestidas por osteoblastos reactivos e costuras osteóides recém-formadas.

5b. A ampliação de alta potência de outro espaço medular revela fibrose frouxa da medula com infiltrados inflamatórios linfoplasmocíticos dispersos.

5c. Infiltrado inflamatório predominante plasmocitário.

5d. Fibrose frouxa da medula óssea com algumas células inflamatórias dispersas e agregados de neutrófilos

5e. Ampliação de alta potência da costura ativa de osteoblastos, fibrose frouxa da medula e células inflamatórias linfocíticas ocasionais dispersas.

5f. Formação de tecido ósseo periosteal reativo).

Nos casos de osteomielite crónica secundária dos maxilares causada por *Actinomyces*, pode observar-se a formação de "drusas", clássica neste tipo de infeção. A amostra de tecido recolhida do local da cirurgia mostra a formação de abcessos e "drusas" de Actinomyces. (Fig. 6) [10]

FIGURAS:

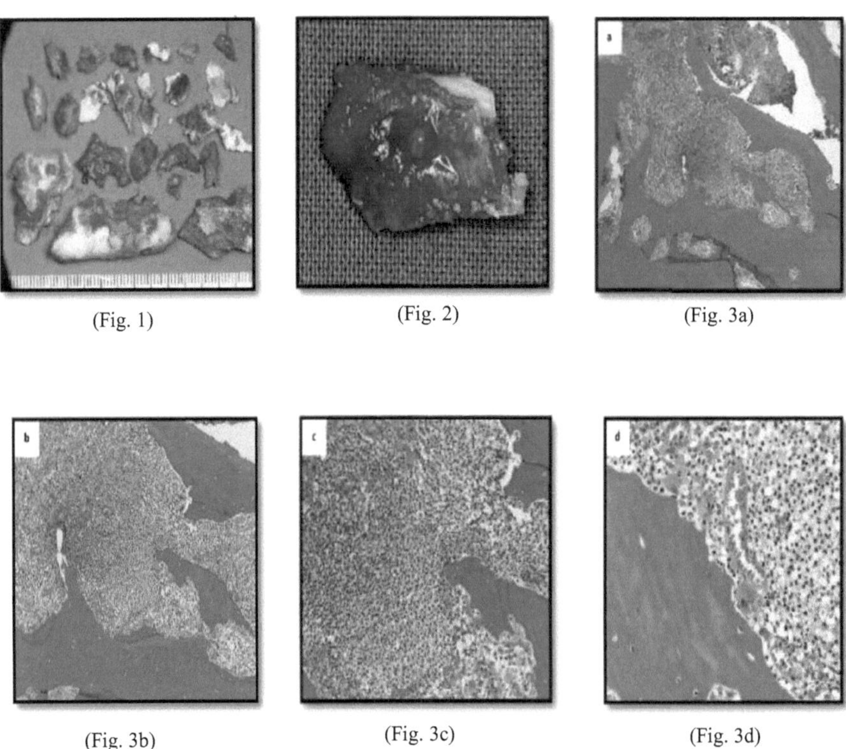

(Fig. 1) (Fig. 2) (Fig. 3a)

(Fig. 3b) (Fig. 3c) (Fig. 3d)

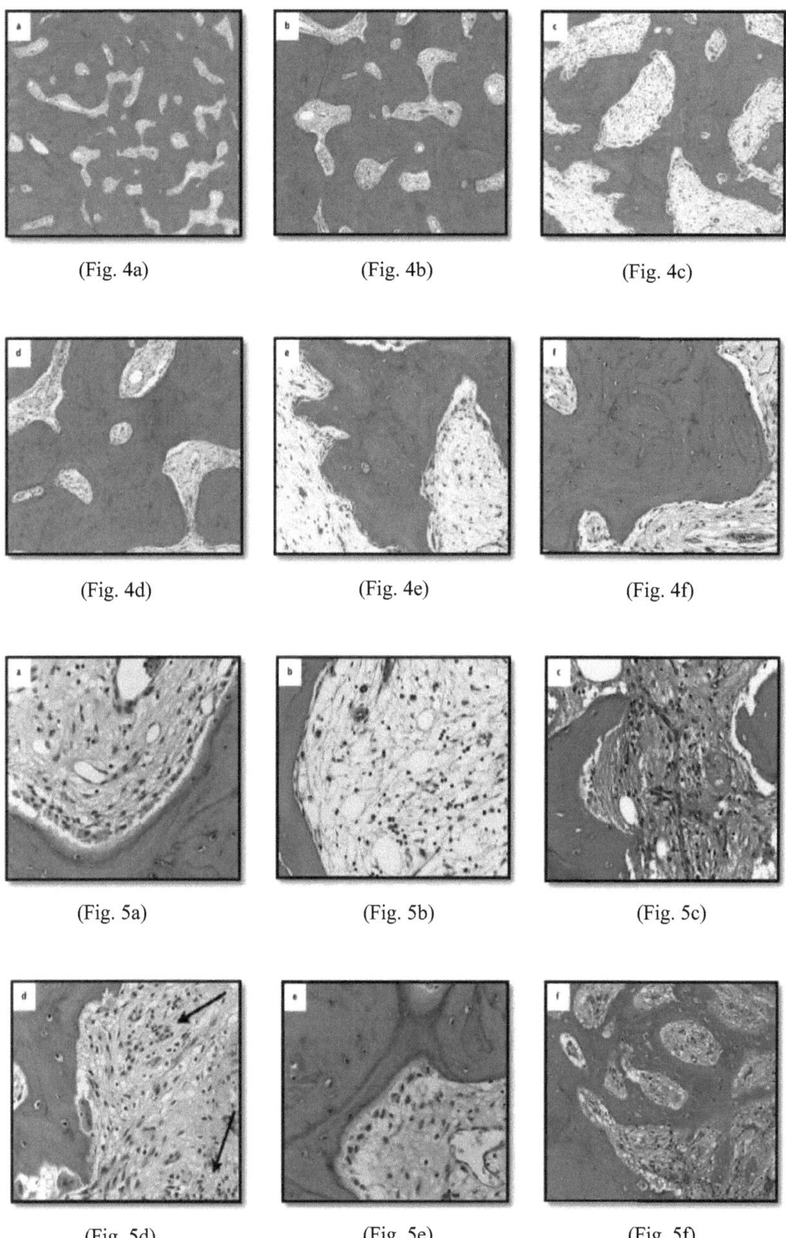

(Fig. 4a) (Fig. 4b) (Fig. 4c)

(Fig. 4d) (Fig. 4e) (Fig. 4f)

(Fig. 5a) (Fig. 5b) (Fig. 5c)

(Fig. 5d) (Fig. 5e) (Fig. 5f)

CAPÍTULO 6

DIAGNÓSTICO POR IMAGEM - RADIOLOGIA CONVENCIONAL, TOMOGRAFIA COMPUTORIZADA E RESSONÂNCIA MAGNÉTICA

A imagiologia é uma ferramenta de diagnóstico crucial na avaliação da osteomielite aguda e crónica dos maxilares. Antes da aplicação de qualquer modalidade de imagiologia transversal, a vista ortopanorâmica é a primeira imagem a avaliar o estado da dentição, a reconhecer os sinais radiográficos diretos de osteomielite, a restringir o diagnóstico diferencial e a descrever potenciais condições predisponentes, como uma fratura ou uma doença óssea sistémica. A vista ortopantométrica é, além disso, a imagem de primeira linha quando são efectuados exames de acompanhamento.[1]

Papel da imagiologia

A radiologia desempenha um papel essencial na avaliação imagiológica das doenças infecciosas e inflamatórias que afectam o esqueleto bimaxilar. Tendo em conta as potenciais consequências funcionais e estéticas graves, o diagnóstico precoce da osteomielite é obrigatório para estabelecer um tratamento adequado. A imagiologia "adequada" visa uma avaliação precisa do osso e dos tecidos moles quanto a alterações inflamatórias para confirmar o diagnóstico precocemente, delinear com precisão a extensão da doença e reconhecer potenciais complicações ou uma tendência para a cronicidade. Para confirmar e avaliar a osteomielite dos maxilares, está disponível um leque de técnicas radiológicas que podem ser selecionadas.[2]

As radiografias convencionais são o exame de primeira linha. A tomografia computorizada (TC) e a ressonância magnética são técnicas de imagem transversal de alta resolução bem estabelecidas que fornecem informações morfológicas precisas sobre o envolvimento dos ossos e dos tecidos moles. Com a cintigrafia, está disponível uma técnica sensível - limitada apenas pela baixa resolução espacial e especificidade. A tomografia por emissão de positrões-CT de fusão (PET-CT) oferece uma técnica combinada que utiliza as vantagens da imagem por TC e dos radionucleótidos marcados para recolher informações sobre a estrutura anatómica e a atividade metabólica da região examinada.[3]

A aplicação adequada e racional da imagiologia é orientada para os seguintes objectivos [4]

1. Confirmar a presença de uma infeção ou inflamação no que diz respeito ao envolvimento do maxilar inferior ou superior
2. Reconhecer uma fonte local de infeção e/ou uma condição óssea predisponente
3. Delinear a localização e a extensão da infeção óssea e o potencial envolvimento concomitante dos tecidos moles
4. Distinguir a osteomielite das lesões que podem simular uma infeção dos maxilares
5. Identificar a participação dos maxilares como parte de uma síndrome ou de um processo inflamatório multifocal
6. Delinear potenciais complicações durante o curso natural ou após o tratamento.

Técnicas de imagiologia

1. **Radiologia convencional**

Entre as radiografias convencionais, a vista ortopanorâmica é de importância primordial, uma vez que descreve o estado da dentição, apresenta os limites ósseos e a estrutura óssea interna dos maxilares e constitui a base adequada para um exame de acompanhamento. A vista ortopanorâmica pode ser ocasionalmente complementada por radiografias intra-orais. Podem ser necessárias radiografias adicionais para focar determinadas áreas anatómicas: A vista oblíqua mandibular justifica-se ocasionalmente para proporcionar uma melhor projeção de um lado do corpo mandibular, a vista oclusal para representar a área da sínfise e da maxila. A vista posteroanterior da mandíbula é adequada para delinear os côndilos mandibulares e a vista de Waters para avaliar os seios maxilares.[5]

2. **Tomografia Computorizada e Ressonância Magnética**

A tomografia computorizada e a ressonância magnética ganharam uma importância considerável nos últimos 20 anos, uma vez que fornecem informações morfológicas de alta resolução relativamente ao osso compacto e esponjoso e aos tecidos moles. Estas técnicas de imagem denominadas transversais evitam a projeção excessiva de estruturas na segunda dimensão e, por conseguinte, diferem das radiografias convencionais, que são denominadas "técnicas de projeção". [6]

a) **Tomografia computorizada**

A tomografia computorizada utiliza radiação colimada em feixe em leque, que é aplicada com movimento contínuo, ao mesmo tempo que a região de varrimento é deslocada. As imagens resultantes são reconstruídas a partir de um conjunto de dados de TC em espiral. As imagens permitem assim avaliar a dimensão oro-vestibular, bem como a extensão baso-alveolar e mesio-distal da mandíbula através da reconstrução dos planos axial, coronal e sagital, normalmente a partir de um conjunto de dados adquiridos no plano axial.[7]

A tomografia computorizada é particularmente adequada para representar o envolvimento do osso cortical, bem como para delinear a erosão dos limites do canal mandibular, do forame mental, do processo alveolar superior e do tubérculo maxilar. A tomografia computorizada serve como padrão de ouro para mostrar reacções periosteais calcificadas. Em comparação com as radiografias, a sensibilidade é consideravelmente maior na deteção das alterações iniciais da osteomielite aguda. As reconstruções em múltiplos planos permitem uma delineação precisa da estrutura e morfologia ósseas alteradas. Para além das alterações ósseas, a TC é capaz de avaliar a inflamação concomitante dos tecidos moles. A injeção intravenosa de iodo como agente de contraste é obrigatória para avaliar as alterações da barreira do tecido sanguíneo.[7 8]

As limitações da TC são os artefactos provenientes da amálgama e de outras ligas de obturação dentária, que podem degradar a qualidade da imagem de tal forma que a informação sobre os tecidos moles se perde dentro do plano específico. Apesar destes artefactos, a informação óssea é normalmente preservada.[9]

b) **Imagem por Ressonância Magnética**

A ressonância magnética é uma técnica que não se baseia na radiação, mas na relaxação dos protões num campo magnético estático elevado. O relaxamento T1 baseia-se no relaxamento longitudinal e apresenta o fluido como um sinal hipointenso (escuro). As imagens T1 fornecem a base para a avaliação do realce do contraste. Ao contrário da TC, a RM utiliza o gadolínio (Gd) como agente de contraste. O gadolínio tem a propensão para encurtar o tempo de relaxamento T1, que é apresentado como um sinal elevado (brilhante) dentro do tecido, quando a barreira do tecido sanguíneo é perturbada. O realce pelo contraste é um processo não específico que ocorre em caso de infeção, inflamação, tumor ou traumatismo. O aumento do contraste indica a localização e a extensão do envolvimento dos tecidos moles e do osso esponjoso. Os efeitos T2 baseiam-se no relaxamento transversal e são indicados pelo aumento do sinal hiperintenso (brilhante) no fluido e edema e não são combinados com o agente de contraste.

A ressonância magnética desenvolveu-se como uma técnica de imagem sensível para reconhecer o envolvimento precoce do osso medular. A disponibilidade de protões móveis na gordura medular é responsável pela elevada sensibilidade da RM a qualquer processo que ultrapasse os limites do osso cortical para afetar o osso esponjoso. A inflamação é acompanhada por um aumento do teor de água com protões móveis abundantes, indicado por um sinal brilhante nas imagens em T2 e um sinal baixo em T1 e realce pelo contraste.[11]

A sensibilidade da RM ultrapassa assim a da TC no que diz respeito à extensão do osso esponjoso, bem como ao reconhecimento de reacções periosteais não calcificadas. A integração firme dos protões de cálcio no osso cortical, por outro lado, torna o osso cortical quase invisível, a menos que seja destruído por inflamação ou tumores. A sensibilidade para detetar alterações da placa cortical por RM é, em geral, menor do que nas imagens de TC. A participação concomitante dos músculos da mastigação é mais facilmente reconhecida pela RM do que pela TC. A vantagem de uma sensibilidade mais elevada relega os exames de RM para os doentes em que uma radiografia ortopantropológica normal ou quase normal contrasta com sintomas graves, como trismo, redução da abertura da boca ou hipestesia do nervo alveolar inferior. A fraca capacidade da RM para representar o osso cortical - ao contrário do osso esponjoso - limita o valor da RM no maxilar e como meio de planeamento do tratamento cirúrgico.[12]

c) Tomografia volumétrica de feixe cónico

A tomografia volumétrica de feixe cónico é uma nova técnica concebida para exames dentários e maxilofaciais. Um feixe de radiação em forma de cone é rodado uma vez em torno da região de interesse. A tomografia de feixe cónico não fornece informações sobre os tecidos moles. É aplicada uma dosagem de tubo mais baixa, o que reduz significativamente a dose de radiação. A dose de radiação efectiva é de cerca de 0,3 mSv. Consequentemente, a suscetibilidade a artefactos resultantes de obturações dentárias é significativamente menor.[13] As limitações da tecnologia de feixe cónico consistem na incapacidade de representar tecidos moles, no longo tempo de aquisição de dados de 18 - 36 s (até 75 s) e na baixa resolução de contraste no osso compacto.[14]

Radiologia na Osteomielite Aguda

1. Radiologia convencional

A vista panorâmica é o primeiro exame num doente clinicamente suspeito de ter desenvolvido osteomielite do maxilar. A visão panorâmica permite uma descrição do estado da dentição e da estrutura óssea.

Após um procedimento dentário, em particular uma extração de um dente na região molar, pode desenvolver-se osteomielite devido à persistência de um foco pré-existente ou devido a uma infeção de novo da cavidade dentária. A comparação da vista panorâmica recente com radiografias realizadas anteriormente facilita o reconhecimento e a distinção entre uma nova infeção incipiente ou a persistência e reativação de um processo anterior.[15]

As radiografias podem não revelar qualquer alteração durante 4-8 dias. Até que a inflamação tenha resultado numa dissolução suficiente das trabéculas ósseas, as radiografias convencionais são interpretadas como normais. A reabsorção óssea devida à hiperemia e à atividade osteoclástica requer uma redução focal de 30-50% do conteúdo mineral ósseo para ser reconhecida pelas radiografias. [22]

Por isso, não é raro que as radiografias simples sejam interpretadas como normais até 2 semanas ou, ocasionalmente, 3 semanas após o início dos sintomas. Osteomielite aguda da mandíbula direita: um homem de 36 anos de idade 2 semanas após a extração 46. Os sintomas clínicos nesta altura eram dor progressiva, início recente de hipestesia e inchaço ao longo da mandíbula direita.[3]

A vista panorâmica é normal, com um alvéolo dentário vazio de aspeto normal após a remoção do 46. (Fig. 1a) A imagem axial de TC de janela óssea de alta resolução (Fig. 1b) mostra um ligeiro inchaço dos tecidos moles do lado direito, desmineralização e redução das trabéculas ósseas esponjosas, ligeira desmineralização da placa cortical vestibular e lingual. (Em comparação com o lado contralateral) e interrupção linear da cortical óssea no lado lingual.[16] Imagem axial de RM T2 efectuada no mesmo dia. (Fig. 1c) mostra um sinal heterogéneo no osso esponjoso com componentes de baixo sinal, indicando infiltração celular, perda de contorno e alteração de sinal do músculo masseter direito. T1 sem contraste
Imagem de RM. (Fig. 1d) revela a substituição da gordura da medula por um sinal hipointenso (*escuro*), que se transforma em sinal hiperintenso (*brilhante*) após a aplicação de contraste na imagem de RM T1 com supressão de gordura e com gadolínio (Gd). (Fig. 1e) [17]

Existe um sinal luminoso linear ao longo do osso compacto vestibular e lingual correspondente à inflamação periosteal e ao envolvimento do músculo masseter. O primeiro sinal de osteomielite é a perda da estrutura trabecular do osso, resultando numa área focal de radiolucência. (Fig. 2) A área de osteólise está normalmente relacionada com uma cavidade dentária vazia ou com um dente doente. Os indicadores radiográficos iniciais podem ser um espaço alargado do ligamento periodontal ou um defeito da lâmina dura. A destruição do osso ocorre inicialmente no osso esponjoso. (Fig. 3) [18]

A placa cortical é envolvida secundariamente pela reabsorção óssea progressiva e pelo aumento da pressão exercida pela inflamação. Outros sinais precoces são a erosão do contorno endosteal do osso cortical mandibular basal ou, no maxilar superior, o apagamento do contorno do recesso alveolar maxilar. As radiografias simples, embora inicialmente frequentemente negativas para osteomielite, são capazes de mostrar uma potencial fonte odontogénica de infeção. Lesões como a periodontite apical, a doença periodontal ou cáries profundas podem proporcionar um caminho para a propagação da infeção. É difícil distinguir radiograficamente o curso natural da fratura, com lucidez crescente ao longo da linha de fratura, de uma área de reabsorção óssea induzida por infeção na fase inicial. Na terceira e quarta semanas, as radiografias tendem a tornar-se sobretudo patológicas. Os achados consistem em áreas de radiolucência geralmente mal definidas, sequestros, reacções periosteais calcificadas e, ocasionalmente, fístulas. Nesta fase avançada da osteomielite aguda, os sequestros podem juntar-se aos achados radiológicos.[18]

Com base em imagens convencionais, a ocorrência de sequestro é considerada rara nas primeiras 4 semanas e, mais tipicamente, é referida à fase crónica. Uma fratura patológica adjacente a uma área de radiolucência e radiopacidade mal definidas pode aumentar a probabilidade da presença de um sequestro.[6 19]

Sinais radiológicos convencionais na osteomielite aguda dos maxilares (1-4 semanas)

1. **Osteomielite aguda (1-2 semanas)**[20]
   - Aumento da radiolucência
   - Perda da estrutura trabecular
   - Perda do contorno do canal mandibular
   - Pseudo-alargamento do forame mental e do canal mandibular

2. **Osteomielite aguda (3-4 semanas)** [20]
   - Linha radiolucente à volta do osso cortical com radiopacidade aumentada indicando sequestro
   - Radiolucências irregulares lineares na cortical (basilar) relacionadas com fístulas
   - Reação periosteal calcificada
   - Pequenas áreas de esclerose intercaladas com uma zona de radiolucência aumentada
   - Fratura como potencial complicação (Fig. 4a, 4b, 4c, 4d, 4e, 4f, 4g)

Osteomielite aguda em fase avançada com início de transição para osteomielite crónica secundária: um homem de 24 anos de idade, 5 semanas após a remoção cirúrgica de 48 e extração de 18, apresenta-se com dor progressiva durante 3,5 semanas, inchaço acentuado, hipestesia e redução da abertura da boca. A vista panorâmica (Fig. 4a) mostra áreas lineares de radiolucência que afectam a área retromolar, o ramo inferior e o nível da incisura semilunar, com desconfiguração da coluna e do côndilo mandibulares. A suspeita de sequestro do processo coronoide com fratura patológica, a perda da linha oblíqua interna e uma ligeira opacidade elevada do osso com apagamento do canal mandibular são achados adicionais.[21]

Imagens axiais de TC de janela óssea de alta resolução da porção basilar da mandíbula (Fig. 4b), área retromolar, (Fig. 4c) nível da incisura semilunar, (Fig. 4d) e côndilo, (Fig. 4e) mostram espessamento e esclerose ligeira do ângulo mandibular adjacente ao defeito bucal, (Fig. 4f, 4g). A parte dorsal do ângulo mandibular sofreu sequestro, bem como parte do processo coronoide, como também é demonstrado pelas imagens coronais de TC de alta resolução com janela óssea. Note-se a reação periosteal linear ao longo do lado vestibular do ramo, cobrindo parcialmente o processo coronoide sequestrado e envolvendo o côndilo desmineralizado. O músculo masseter está acentuadamente espessado. Um tipo particular de sequestro é o "involucrum". A definição exige a presença de um sequestro coberto por osso. Os sequestros e a formação óssea periosteal servem de "indicadores" radiológicos na fase avançada da osteomielite aguda e desempenham assim um papel importante no diagnóstico. (Fig. 5a, 5b) [22]

Achados da TC na osteomielite aguda dos maxilares (1-4 semanas)

1. **Osteomielite aguda (nas 2 semanas seguintes)** [23]
   - Rarificação e perda de trabéculas de osso esponjoso
   - Desmineralização, erosão e afinamento da placa cortical endosteal
   - Perda do contorno do canal mandibular e do forame mental
   - Defeito osteolítico da placa cortical
   - Abcesso submandibular/abcesso subperiosteal
2. **Osteomielite aguda (3-4 semanas)**[23]
   - Formação de sequestradores
   - Reação periosteal calcificada
   - Pequenas áreas de esclerose do osso esponjoso
   - Fratura como complicação

Os achados de ressonância magnética na osteomielite aguda da mandíbula: [24]

1. **Osteomielite aguda (nas 2 semanas seguintes)**
   - Substituição da gordura da medula por inflamação
   - Aumento do espaço medular com adelgaçamento da placa cortical
   - Aumento da intensidade do sinal em T2 relacionado com o edema
   - Realce do contraste T1 devido à rutura da barreira do tecido sanguíneo
   - Extensão subperiosteal de tecido inflamatório
   - Reação periosteal não calcificada
   - Subperiosteal Abcesso submandibular
2. **Osteomielite aguda (dentro de 3-4 semanas)**
   - Dissolução de fragmentos de osso cortical levando à formação de sequestros
   - Reação periosteal não calcificada

Osteomielite crónica

1. **Radiologia convencional**

a) **Osteomielite crónica secundária**

- Áreas de maior radiopacidade com perda de trabéculas ósseas
- Pequenas áreas de radiolucência, interrupção do osso cortical
- Formação de sequestradores
- Reação periosteal calcificada
- Fratura patológica

b) **Osteomielite crónica primária**

- Áreas de radiopacidade aumentada com perda de trabéculas ósseas, apagamento da junção do osso cortical e esponjoso que afectam uma hemi-mandíbula
- Pequenos pontos de radiolucência

- Raramente reação periosteal
- Envolvimento da articulação temporomandibular

2. Achados de TC na Osteomielite Crónica Secundária e Primária dos maxilares:

- **) Osteomielite crónica secundária**
  - Áreas de aumento da densidade óssea, espessamento da placa trabecular e cortical
  - Áreas de osteólise, defeitos grosseiros do osso cortical
  - Formação de sequestros, fístulas
  - Reação periosteal calcificada

- ***) Osteomielite crónica primária***
  - Aumento da densidade de toda a hemi-mandíbula
  - Perda da estrutura trabecular e apagamento da junção óssea cortical-cancelar
  - Pequenas áreas osteolíticas que indicam lacunas infecciosas
  - (Raramente) reação periosteal, ligeiro aumento do osso
  - Envolvimento da articulação temporomandibular

3. Achados de RMN na Osteomielite Crónica Secundária e Primária dos maxilares: [25]

1. **Osteomielite crónica secundária**

- Substituição da gordura da medula por tecido de baixo sinal com aumento da intensidade de sinal em T2 relacionado com edema
- Realce do contraste T1 devido a inflamação importante
- Aumento do espaço medular com perda ou adelgaçamento da placa cortical
- Extensão periosteal de tecido inflamatório, reação periosteal com contraste
- Realce do contraste dos tecidos moles

2. ***Osteomielite crónica primária***

- Substituição da gordura da medula por tecido de baixo sinal T1 e T2
- Sem alteração do sinal após o aumento do contraste
- Pequenos pontos de sinal T2 brilhante e realce pelo contraste como sinal de persistência ou recorrência
- Espessamento periosteal com realce pelo contraste indicando persistência ou recorrência. [25]

FIGURAS:

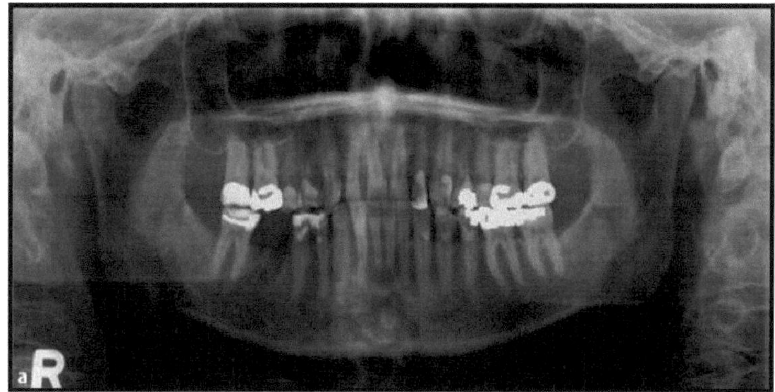

(Fig. 1a)

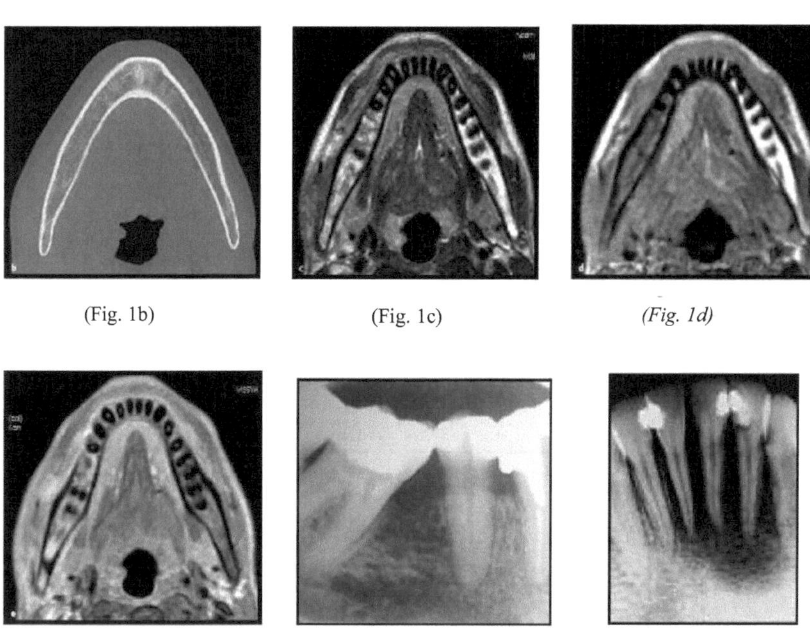

(Fig. 1b) (Fig. 1c) *(Fig. 1d)*

(Fig. 1e) (Fig. 2) (Fig. 3)

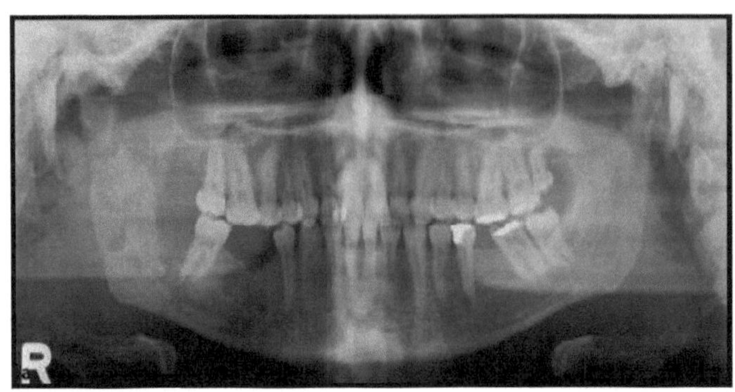

(Fig. 4a)

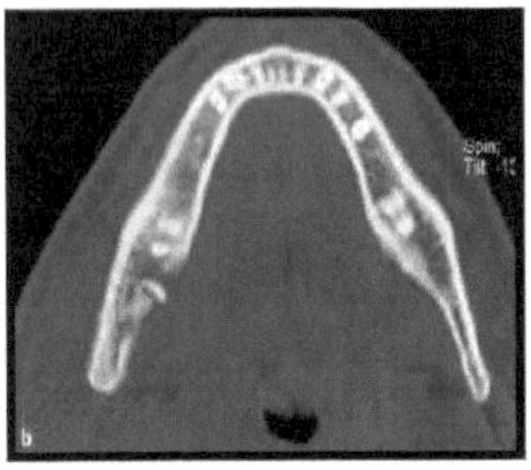

(Fig. 4b) 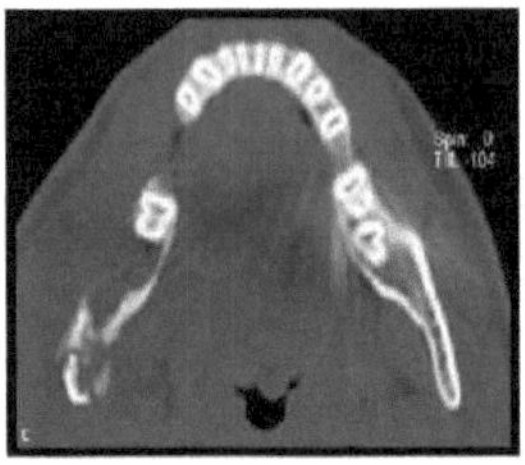 (Fig. 4c) 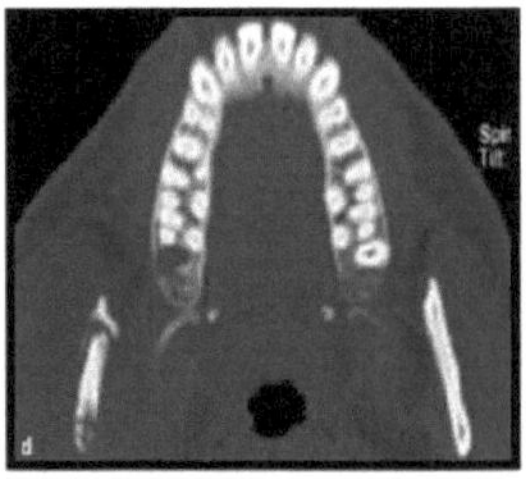 (Fig. 4d)

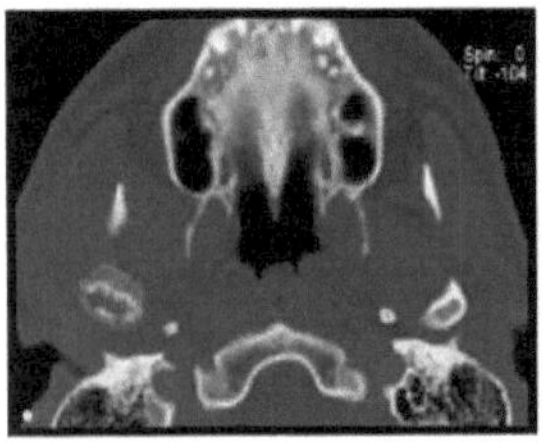

(Fig. 4e) 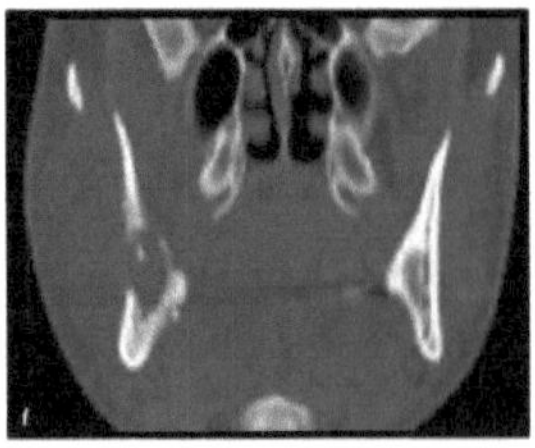 (Fig. 4f) 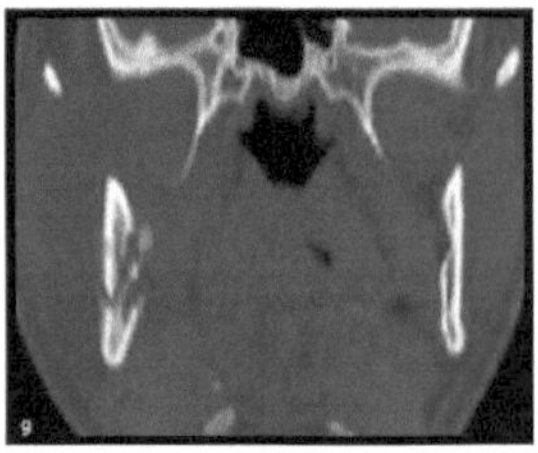 (Fig. 4g)

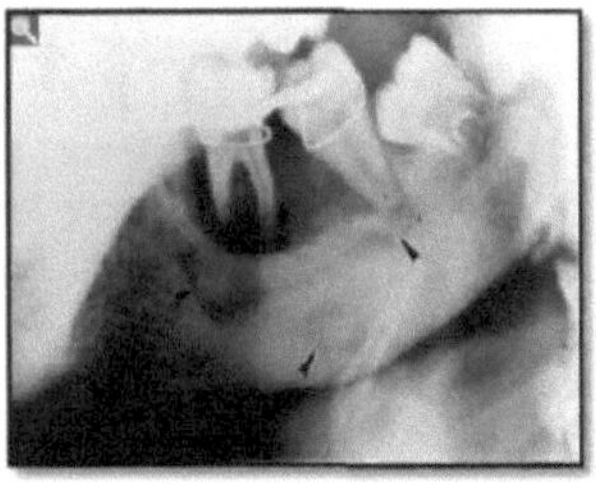

(Fig. 5a) 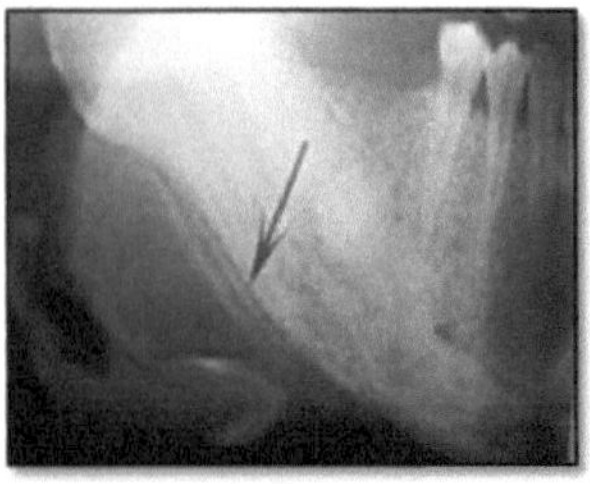 (Fig. 5b)

CAPÍTULO 7

IMAGIOLOGIA DE DIAGNÓSTICO - CINTIGRAFIA

A cintigrafia é uma ferramenta bem reconhecida no diagnóstico precoce da osteomielite dos maxilares. Devido à sensibilidade desta investigação, a extensão da lesão infecciosa pode ser determinada com exatidão e, por conseguinte, fornecer informações importantes antes da terapia cirúrgica. Uma caraterística adicional útil da cintilografia óssea é a sua capacidade de monitorizar a atividade durante o curso da doença e, assim, determinar a eficácia da terapêutica, bem como detetar recaídas. Embora a TC de alta resolução e, especialmente, a RMN tenham atingido um nível de sensibilidade que lhes permite competir com os exames cintigráficos, em certos casos não podem substituir totalmente esta tecnologia. Nos casos de osteomielite crónica primária associada a síndromes, a cintigrafia é recomendada para detetar possíveis lesões esqueléticas multifocais, como na osteomielite crónica multifocal recorrente e na síndrome SAPHO.[1]

Cintigrafia: Considerações básicas

Na cintigrafia esquelética, o princípio básico consiste na injeção de um marcador radioativo no sistema circulatório. Os radiofármacos que são absorvidos pelo osso fornecem informações particularmente úteis. Na maioria das aplicações, o difosfonato de metileno marcado com 99mTc é administrado por via intravenosa. O exame ósseo completo com 99mTc consiste em três fases. A primeira fase (estudo de fluxo) consiste em imagens em série de 3 a 4 segundos obtidas durante os primeiros 1-2 minutos após a injeção do radionuclídeo. A segunda fase (estudo do pool sanguíneo) consiste numa única imagem obtida 5-10 minutos após a injeção. A terceira fase (estudo ósseo) inclui múltiplas vistas obtidas 2-4 h após a injeção.[2]

O marcador é incorporado no tecido ósseo recém-formado; por conseguinte, a captação é diretamente proporcional à atividade osteoblástica. Este tipo de exame ósseo é, por conseguinte, adequado para detetar não só a atividade absoluta do metabolismo ósseo, mas, talvez ainda mais importante, permite a demonstração de diferenças regionais relativas de atividade.[3 4]

O exame de várias fases do exame não aumenta a exposição radioactiva do doente, uma vez que não é necessário injetar traçador adicional; através do exame de várias fases consecutivas do exame, a osteomielite aguda pode ser diferenciada das formas crónicas através de uma fase inicial positiva na primeira em comparação com fases iniciais negativas na segunda. Com esta técnica, obtêm-se mais informações sobre a distribuição de uma lesão. Numa fase inicial (estudo do pool sanguíneo), podem ser avaliados os tecidos moles que rodeiam o osso infetado. Isto pode fornecer informações adicionais valiosas sobre o envolvimento destes tecidos no processo infecioso. As imagens cintigráficas ósseas padrão de indivíduos saudáveis demonstram normalmente um padrão de distribuição simétrico entre os ossos correspondentes. No entanto, não é possível observar uma distribuição homogénea em todo o esqueleto. As diferenças regionais são sempre aparentes, devido a vários factores anatómicos e fisiológicos. [3 4]

O principal fator anatómico é o diferente volume ósseo de cada região do esqueleto. A captação do radionuclídeo é maior em ossos de maior massa do que em estruturas ósseas delicadas. No esqueleto facial, a captação é ligeiramente superior na maxila e na mandíbula em comparação com o resto do crânio. Os factores fisiológicos predominantes são a perfusão tecidular local e a atividade metabólica regional. No esqueleto em crescimento, as placas epifisárias apresentam tipicamente um aumento de atividade.[5]

Em suma, ao interpretar uma cintilografia óssea, devem ser sempre tidos em conta os seguintes critérios [3 4 5]

1) Procurar uma captação simétrica nas regiões esqueléticas correspondentes
2) As regiões com captação aumentada ou diminuída em comparação com os ossos circundantes e correspondentes são suspeitas e podem necessitar de investigação radiológica adicional
3) O aumento da absorção é um sinal de aumento da atividade metabólica
4) Uma captação fisiológica ou diminuída indica uma atividade óssea osteoblástica normal ou pode ser o resultado de uma lesão muito agressiva com falha da reparação óssea local

As condições ósseas patológicas podem levar a alterações no fluxo sanguíneo local e induzir o metabolismo ósseo, causando um aumento da reabsorção (osteólise) ou da atividade osteoblástica. [3 4]Desde que o fornecimento vascular ao centro e aos aspectos periféricos da lesão óssea seja mantido, observa-se um aumento da captação na cintigrafia óssea; no entanto, se a perda de osso não for reparada adequadamente ou se o fornecimento de sangue local estiver comprometido, a imagem cintigráfica mostrará uma diminuição da captação. A captação no centro ou na periferia de uma lesão osteolítica numa radiografia descreve, portanto, a potência osteogénica da lesão ou o grau dos mecanismos de reparação osteogénica e, indiretamente, a atividade.

Cintigrafia óssea na osteomielite dos maxilares

Aspectos gerais

A correlação das cintilografias ósseas com a radiografia correspondente fornece informações fiáveis sobre a agressividade de uma lesão óssea. As cintigrafias ósseas são especialmente valiosas quando as radiografias convencionais ou as tomografias computorizadas demonstram um elevado nível de atividade com um padrão misto de osteólise e esclerose ou nos casos em que a evolução clínica da doença leva a supor uma patologia agressiva subjacente.[6]

Em comparação com as radiografias convencionais, podem ser recolhidas as seguintes informações adicionais com a cintigrafia óssea: [6 7]

1) A informação é obtida a partir de todo o esqueleto.
2) A cintigrafia é positiva assim que a atividade osteoblástica regional aumenta. O período de latência em comparação com a imagiologia convencional é, por conseguinte, reduzido
3) Uma vez que a atividade osteoblástica é detectada muito mais cedo nas análises ósseas, a dimensão da lesão pode ser determinada com maior precisão
4) A informação adicional sobre a atividade nas análises ósseas é, no entanto, geralmente muito inespecífica, com um diagnóstico diferencial generalizado.

(Fig. 1) Osteomielite crónica primária de início no adulto com osteólise na área sinfisária.

(Fig. 1a, 1b) Os exames ósseos correspondem à Fig. 1. Nota-se um aumento da captação em toda a sínfise, bem como na porção anterior do corpo mandibular direito.

(Fig. 2) Osteomielite crónica secundária odontogénica. A ortopantomografia mostra uma osteólise pouco nítida e demarcada do corpo mandibular esquerdo e do ramo ascendente.

(Fig. 2a) A cintigrafia óssea corresponde à Fig. 2. As cintigrafias ósseas mostram um aumento da captação de radionuclídeos em todo o corpo mandibular esquerdo, desde o côndilo até à sínfise, e mesmo parte do corpo mandibular direito está afetado. Em comparação com a ortopantomografia, uma região claramente aumentada mostra sinais de inflamação.

(Fig. 2b) A cintigrafia óssea corresponde à Fig.2. As cintigrafias ósseas mostram um aumento da captação de radionuclídeos em todo o corpo mandibular esquerdo, desde o côndilo até à sínfise, e mesmo parte do corpo mandibular direito está afetado. Em comparação com a ortopantomografia, uma região claramente aumentada mostra sinais de inflamação.[6 7]

O radionuclídeo concentra-se em todas as áreas do corpo com maior fluxo sanguíneo e atividade osteoblástica. Uma vez que todo o corpo é incluído no processo de exame, as lesões clinicamente silenciosas podem ser detectadas numa fase inicial. Isto pode ser importante na osteomielite hematogénica com disseminação metastática ou em casos de osteomielite crónica primária associada a síndrome. Aproximadamente um terço a metade do mineral ósseo tem de estar alterado antes de serem observadas alterações nas radiografias convencionais. Estas alterações requerem normalmente pelo menos 10 a 14 dias, ou até mais, após o início da infeção. Num estudo com 18 doentes, as radiografias convencionais só diagnosticaram definitivamente a osteomielite em todos os doentes após 4 semanas.[8 10]

Uma vez que os radiofármacos nas análises ósseas fornecem informações particularmente úteis sobre as actividades ósseas osteoblásticas, em vez da desmineralização, as alterações podem ser observadas logo 3 dias após o início dos sintomas de osteomielite. Este facto permite o diagnóstico da doença numa fase inicial. Especialmente o diagnóstico de osteomielite aguda pode ser facilitado com esta ferramenta e a intervenção terapêutica pode ser abordada antes de se estabelecer uma progressão para uma fase crónica.[9 11]

FIGURAS:

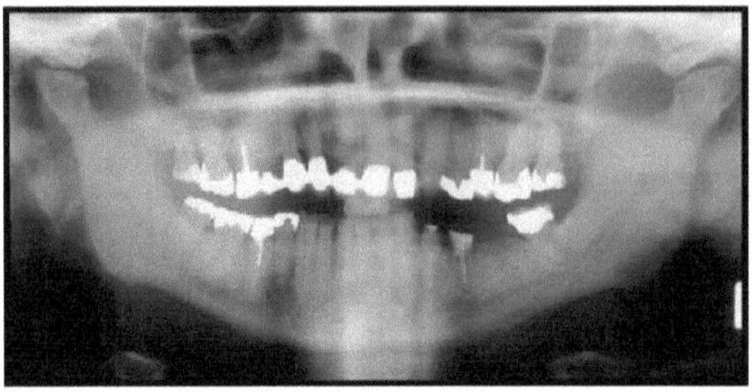

(Fig. 1)

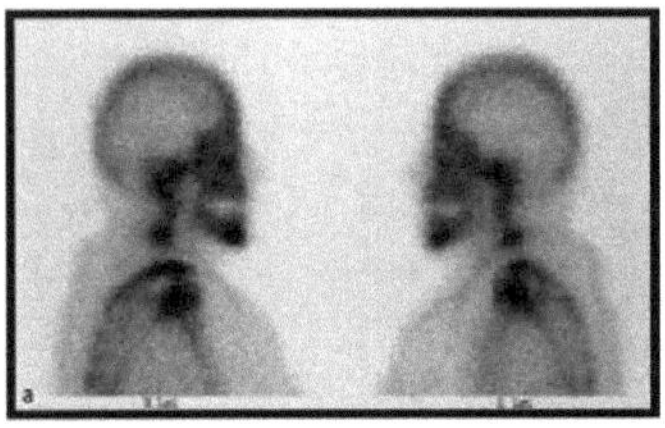

(Fig. 1a)

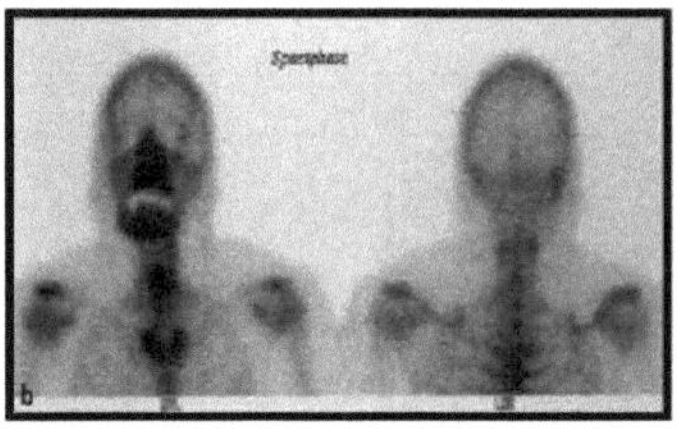

(Fig. 1b)

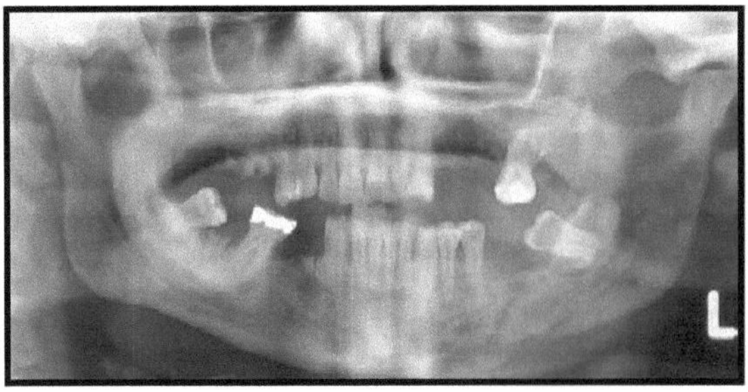

(Fig. 2a)

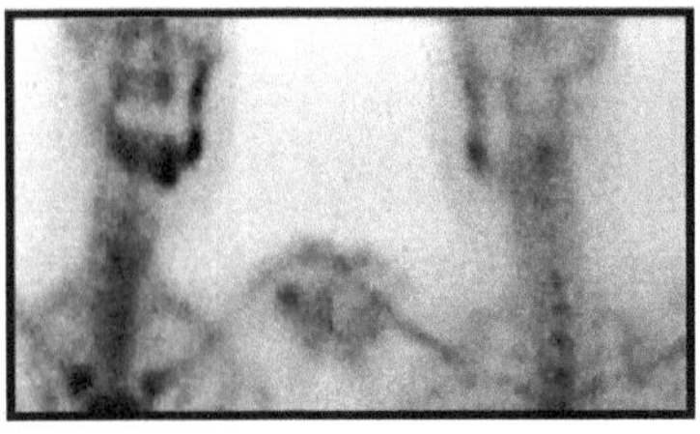

(Fig. 2b)

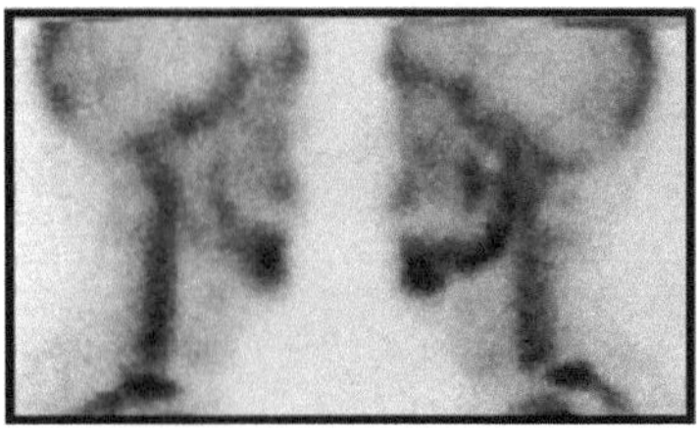

(Fig. 2c)

CAPÍTULO 8

ASPECTOS GERAIS DA TOMOGRAFIA POR EMISSÃO DE POSITRÕES

A tomografia por emissão de positrões (PET), também designada por imagiologia PET ou PET scanning, demonstrou recentemente ser uma ferramenta não invasiva promissora para o diagnóstico preciso de várias patologias ósseas. Foi introduzida pela primeira vez no início da década de 1970. Durante a investigação, é administrada ao doente uma substância radioactiva e a radiação emitida subsequentemente é registada por um scanner, resultando numa imagem tridimensional do corpo. Ao contrário de outros exames radiológicos, como a tomografia computadorizada ou a ressonância magnética, a PET não mostra uma reprodução anatómica, mas sim um mapa da atividade metabólica em função da distribuição da substância radioactiva. Reflecte o padrão bioquímico em diferentes tecidos do corpo e pode dar imagens de órgãos individuais, mas também de várias partes do corpo ou do corpo inteiro.[1 2]

No final da década de 1990, a fusão de exames de TC e PET adquiridos simultaneamente (PET/CT) permitiu a representação tridimensional da anatomia e a captação do nuclídeo, contribuindo simultaneamente para uma localização mais precisa do tecido doente. Nos últimos anos, o seu valor para a deteção não invasiva e o acompanhamento de condições inflamatórias tem sido cada vez mais investigado, havendo provas de que permite a deteção precoce de diferentes infecções agudas.[1 21]

Uma meta-análise recente descreve a PET em combinação com o traçador radioativo flúor-18-fluoro-2-desoxi-D-glicose (18FDG) como o método não invasivo mais seguro para detetar osteomielite crónica, com uma sensibilidade de 96% e uma especificidade de 91%,[23] e é considerada melhor para o diagnóstico de osteomielite crónica do que a cintilografia óssea/leucocitária.[4] Além disso, é útil para monitorizar a resposta após um tratamento não cirúrgico.[7 21] Devido aos seus elevados custos de aquisição e às elevadas despesas de manutenção de um serviço completo, a disponibilidade da PET é atualmente o fator limitador da sua aplicação quotidiana.[3 4]

Fluorina-18-fluoro-2-desoxi-Dglicose PET

Existe uma grande variedade de agentes imagiológicos em medicina nuclear. Atualmente, o marcador radioativo mais frequentemente utilizado na PET é o flúor-18-fluoro-2-desoxi-D-glicose (18FDG). O seu componente radioativo é o fluoreto de 18-F, um radionuclídeo emissor de positrões. Tem uma vida muito curta, com uma semi-vida de 110 minutos, o que permite uma exposição radioactiva mínima do doente. A dose aplicada de 0,027 mSv/ MBq (Millisievert por Megabecquerel) é equivalente à dose de um exame de TAC convencional e pode ser considerado um marcador seguro, uma vez que até à data não foram comunicados quaisquer efeitos secundários negativos do 18FDG.[2 5]

Embora possam passar semanas até que haja evidência de doença numa radiografia simples[23] , os exames ósseos com radionuclídeos são positivos numa fase muito mais precoce da doença. Outra vantagem do 18FDG é o curto período de tempo de acumulação no tecido de interesse. Os exames PET com 18FDG que detectam osteomielite estão prontos para interpretação 1 hora após a injeção. Apresentam um rácio alvo-fundo precoce elevado em comparação com a latência de 4 a 24 horas da cintigrafia convencional ou da cintigrafia com glóbulos brancos marcados com radionuclídeos. (Cintigrafia de leucócitos; [6 21]

Por outro lado, o rápido decaimento da 18FDG coloca sérios problemas logísticos. É necessário um laboratório localizado nas proximidades que produza o marcador e que garanta a disponibilidade exacta do 18FDG antes de este se degradar. Uma vez injetado no sangue, o 18FDG atravessa a membrana celular como um análogo da glucose por transporte mediado por um transportador. Em doentes com tumores, o processo de acumulação no tecido doente está bem investigado e descrito.[7 15]

Na inflamação, foi registada a acumulação de 18FDG em infecções assépticas e bacterianas (Yamada et al. 1995; Sugawara et al. 1998), mas a captação não é completamente compreendida; no entanto, parece estar ligada ao influxo elevado de glicose como fonte de energia para leucócitos e macrófagos quando estes estão metabolicamente activos no tecido inflamado.[2 6]

Finalmente localizado no tecido inflamado, o 18FDG emite um positrão que se aniquila com um eletrão, produzindo assim um par de fotões que apontam em direcções quase opostas. Posteriormente, os dois raios gama de alta energia emitidos (511 keV) são detectados por scanners PET colocados exatamente 180° em frente um do outro. Para serem registados, têm de chegar aos scanners em plena coincidência cronológica. A quantidade de atividade permite, assim, ao computador reunir os sinais em imagens tridimensionais. Nas imagens PET finais, a distribuição espacial do FDG e a quantidade de atividade do radiotraçador podem ser identificadas, permitindo a quantificação da captação do traçador numa região de interesse.[8]

Possibilidades clínicas e limitações da 18FDG PET

Em quase todas as condições patológicas existe um aumento da atividade metabólica com simultâneo aumento da acumulação de 18FDG. A captação actualizada de 18FDG foi registada numa grande variedade de doenças, incluindo fracturas[14 17] e tumores malignos.[3 18] Existem também provas de acumulação em inflamações estéreis, tais como lesões sarcoides[11] inflamação das vias respiratórias na asma alérgica,[22] síndrome SAPHO[9 16] e inflamação induzida por terebintina em ratos.[24]

Relativamente às infecções bacterianas, foi observada uma captação elevada na osteomielite, bem como em casos de celulite e formação de abcessos.[5 21] Assim, é fácil compreender que a PET não é capaz de diferenciar entre doenças que aparecem em simultâneo; por conseguinte, os exames PET positivos não são específicos da osteomielite, podendo também indicar doenças concomitantes, como as supramencionadas. A elucidação da história clínica geral do doente que poderá ser submetido a PET é, por conseguinte, de importância crucial, e as doenças pré-existentes com uma captação elevada de 18FDG devem ser consideradas uma contraindicação relativa para a PET em casos de suspeita de osteomielite. Em pormenor, a PET tem um valor limitado na discriminação entre processos malignos e inflamatórios, uma vez que ambas as condições apresentam uma elevada captação de 18FDG[4 12]

Até à data, muito pouco foi publicado sobre a história natural da FDG acumulada em fracturas. Como já foi referido, a captação de 18FDG em fracturas recentes é elevada.[14 17] Numa análise retrospetiva de 37 doentes, Zhuang et al. verificaram recentemente que, em fracturas agudas, a 18FDG se acumula na zona da fratura devido à ativação de células inflamatórias. Os seus dados sugerem que o aumento da acumulação de 18FDG durante mais de 3 meses após o traumatismo deve estar associado a infeção ou malignidade e não a traumatismo ou cirurgia.[26]

No entanto, as caraterísticas exactas da concentração de 18FDG que variam nas diferentes fases da infeção, bem como as células em que ocorrem exatamente as alterações, não são completamente compreendidas.[6] Enquanto a cicatrização normal estava associada a um aumento transitório da captação de 18FDG, que tendia a normalizar-se no prazo de 6 semanas, o osso inflamado apresentava uma captação intensa e contínua de 18FDG durante o mesmo período de tempo.[10]

Além disso, foi sugerido que são necessários 3 meses[26] ou possivelmente 3-6 meses[2] para evitar claramente resultados falsos positivos em situações pós-traumáticas ou pós-operatórias devido à captação não específica do radionuclídeo. A tomografia por emissão de positrões tem, sem dúvida, inúmeras vantagens. O rácio lesão/fundo é elevado, o que permite uma melhor deteção do que nos métodos radiológicos convencionais.[13 20]

A resolução situa-se na gama dos milímetros[1] e proporciona uma elevada qualidade de resolução espacial.[2 4] É melhor do que em qualquer outra investigação em técnicas de imagiologia nuclear e outras técnicas de imagiologia funcional.[1] Além disso, o biomecanismo da PET, que se baseia na atividade metabólica, permite distinguir entre uma cicatriz e uma inflamação ativa.[2] Os tecidos moles inflamados e o osso inflamado na osteomielite podem ser facilmente separados. [4 7 8] Foi referido que não existem resultados falsos positivos para a inflamação; assim, os exames PET negativos excluem com precisão uma possível inflamação ativa com um valor preditivo negativo elevado.[2 25]

18FDG PET na osteomielite dos maxilares

Embora a discussão sobre a aplicação da PET na osteomielite seja bastante animada, existe muito pouca informação disponível sobre a utilização da 18FDG PET em casos de osteomielite dos maxilares. Dois doentes são mencionados em relatórios gerais sobre osteomielite. Um deles sofria de uma osteomielite crónica secundária da mandíbula[4] e o outro de uma sinusite paranasal crónica.[21]

Hakim et al. investigaram o valor da 18FDG PET versus a cintigrafia óssea com 99mTc SPECT para o diagnóstico primário e o acompanhamento da osteomielite crónica secundária da mandíbula. Para além dos resultados da 18FDG PET e da SPECT, recolheram também parâmetros laboratoriais e achados clínicos.[5]

O estudo incluiu 42 pacientes com diagnóstico preliminar de osteomielite crónica secundária da mandíbula. No primeiro grupo, 34 doentes foram submetidos a PET e SPECT na altura do diagnóstico. Após o tratamento cirúrgico, foi efectuada uma biópsia óssea em 30 dos 34 pacientes. No segundo grupo, em mais 8 doentes previamente diagnosticados com osteomielite crónica secundária 6 meses antes, foram realizadas PET e SPECT durante o período de seguimento. Neste caso, a histologia estava disponível em 6 doentes que tiveram de ser submetidos a revisão. Em ambos os grupos, a histologia positiva foi considerada o padrão de referência para o diagnóstico de osteomielite, independentemente da cintigrafia ou da PET. O cenário incluiu a repetição mensal de SPECT e PET em intervalos de 1 mês, resultando num total de 86 investigações.[5]

Em comparação com a histologia, estas investigações revelaram 6 casos falsos-negativos e 29 casos falsos-positivos na cintigrafia, enquanto a PET revelou 18 casos falsos-negativos e 6 casos falsos-positivos. Foram calculadas a sensibilidade e a especificidade. Foram 88,2 e 17,1% na cintigrafia e 64,7 e 82,8% na 18FDG PET, respetivamente. É mais gratificante olhar mais de perto para as investigações iniciais no grupo um sem o seguimento considerado para avaliação, porque isto representa a situação clínica quotidiana na avaliação primária da doença.[17]

A sensibilidade, a especificidade e o valor preditivo positivo foram de 84, 33,3 e 77% na cintigrafia e de 64, 77,7 e 88,8% na PET, respetivamente. Verificou-se uma correlação não significativa com a osteomielite crónica secundária na cintigrafia e uma correlação positiva na PET; assim, a cintigrafia foi melhor para os achados iniciais verdadeiramente positivos, mas a 18FDG PET foi muito melhor para os achados verdadeiramente negativos.[18]

É interessante esclarecer ainda mais os dois únicos resultados falsos positivos na 18FDG PET neste grupo, uma vez que realça a importância fundamental da história clínica geral. Um dos doentes sofria de uma pseudoartrose após tratamento de uma fratura e o outro de uma metástase à distância de um carcinoma ductal da mama. Como já foi referido, ambas as doenças são contra-indicações relativas na investigação da inflamação por PET. Com os dois doentes excluídos do estudo, o valor preditivo positivo teria sido muito elevado; no entanto, existem dados encorajadores relativamente à PET para a monitorização precoce da resposta após intervenção cirúrgica.[19]

A informação completa relativa à PET, SPECT e remissão clínica estava disponível em 12 dos 34 doentes do primeiro grupo. Enquanto a SPECT ainda mostrava doença ativa, a 18FDG PET foi negativa 1 mês após a cirurgia em 2 doentes e 2 meses após a cirurgia em 5 doentes, respetivamente. O mesmo padrão foi observado noutros 2 doentes após 5 e 7 meses, respetivamente, enquanto os restantes 3 doentes apresentaram resultados incoerentes relativamente à PET, SPECT e remissão clínica. A importância deste caso reside no facto de a PET 18FDG negativa precoce permitir a interrupção da terapêutica antibiótica concomitante.

Imagiologia PET/CT combinada

A evolução da imagem PET/CT fundida, também conhecida como imagem híbrida, é particularmente promissora, uma vez que combina as vantagens de uma imagem detalhada da anatomia com a deteção do padrão de atividade metabólica local; assim, pela primeira vez, esta técnica oferece simultaneamente informação direta sobre a forma e a função da patologia óssea. A informação adquirida por este procedimento de diagnóstico ajudará inevitavelmente o médico assistente a otimizar a terapia inicial e o tratamento de seguimento.[21] Em especial, o planeamento da terapia cirúrgica, se necessário, pode ser realizado com maior precisão em comparação com a utilização de TAC e de exames ósseos convencionais. Especialmente em casos de osteomielite crónica primária, é desejável obter uma biopsia representativa de uma área com atividade da doença. As imagens de fusão do exame PET/CT podem fornecer ao cirurgião um mapa mais preciso da localização pretendida. A possível combinação com sistemas de navegação aumentará ainda mais a precisão num futuro próximo.[22]

(Fig. 1) Exame combinado de 18FDG PET/CT de um doente com osteomielite crónica primária da mandíbula. O exame híbrido permite o contorno anatómico exato da região afetada com um aumento da atividade metabólica. O exame ósseo correspondente com Tc-99M não demonstra uma distribuição anatómica exacta da área afetada.

(Fig. 2) Exame combinado de 18FDG PET/CT de um doente com osteomielite crónica primária da mandíbula. O exame híbrido permite o contorno anatómico exato da região afetada com um aumento da atividade metabólica. O exame ósseo Tc-99M correspondente não demonstra uma distribuição anatómica exacta da área afetada.[23 24]

Com a crescente disponibilidade e utilização destes aparelhos combinados PET/CT, a imagiologia multimodal (Medicina Nuclear/Radiologia) irá progredir para o diagnóstico clínico de rotina, alargando a nossa experiência no diagnóstico de várias patologias, incluindo a osteomielite dos maxilares. As vantagens desta técnica estão a tornar-se mais evidentes e talvez estejamos perante o futuro padrão de ouro no diagnóstico da osteomielite dos maxilares.[25 26]

FIGURAS:

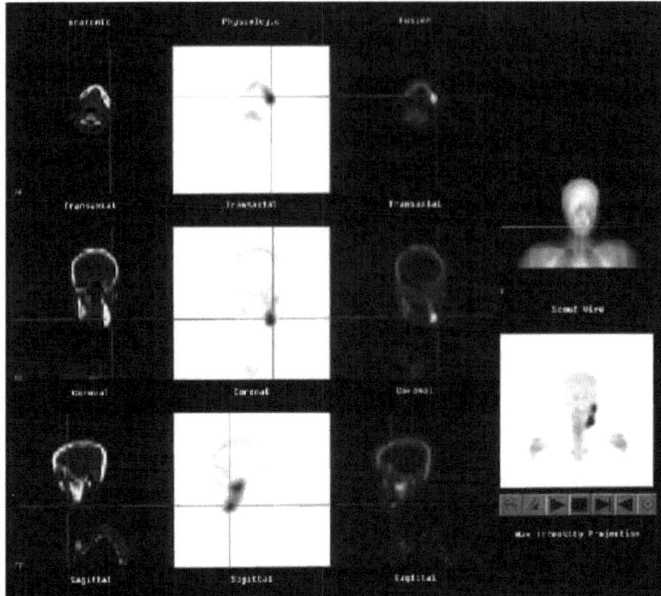

(Fig. 1)

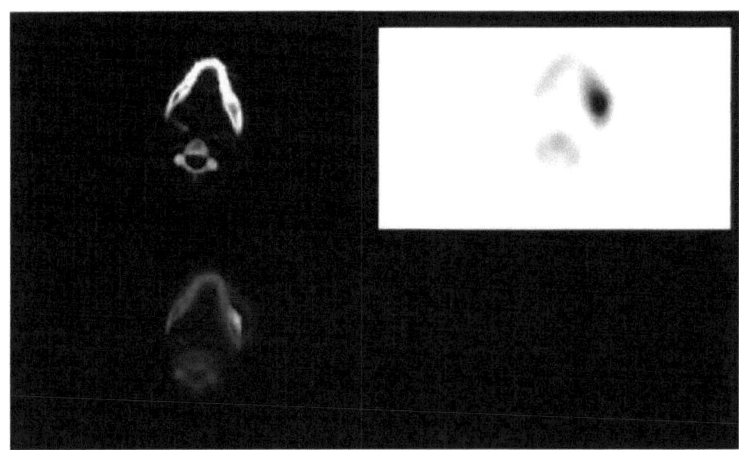

(Fig. 2)

CAPÍTULO 9

TERAPIA DA OSTEOMIELITE - CONSIDERAÇÕES GERAIS

A via final comum em todos os tratamentos da osteomielite crónica aguda e secundária dos maxilares consiste em conseguir uma mudança no equilíbrio perturbado entre o(s) agente(s) patogénico(s) responsável(eis) e as defesas do hospedeiro para este último, permitindo ao organismo ultrapassar a infeção. A redução dos agentes patogénicos é conseguida através da remoção cirúrgica do tecido infetado e necrótico, bem como através de terapia antibiótica. A melhoria da vascularização local é ainda conseguida através da decorticação cirúrgica, excedendo o desbridamento cirúrgico convencional, que não só remove o osso pouco vascularizado (infetado), como também traz tecido bem vascularizado para o osso afetado, facilitando assim o processo de cicatrização e permitindo que os antibióticos cheguem à área alvo; por conseguinte, a cirurgia e os antibióticos devem ser considerados as principais colunas no tratamento da osteomielite dos maxilares.[1]

O oxigénio hiperbárico (HBO), que pode ser reconhecido como uma modalidade terapêutica adjuvante no tratamento da osteomielite crónica aguda e secundária, apoia os mecanismos de defesa do hospedeiro e promove a vascularização dos tecidos, além de ter efeitos tóxicos diretos sobre os microrganismos causadores da infeção. Embora nunca tão dominante como a cirurgia e a antibioticoterapia, a HBO deve ser considerada a terceira coluna no arsenal para o tratamento da osteomielite crónica aguda e secundária.[2]

Aspectos gerais da terapia da osteomielite

Até meados do século XX, o tratamento da osteomielite dos maxilares, tal como o da osteomielite dos ossos longos noutras partes do esqueleto, era essencialmente cirúrgico. Nessa altura, a osteomielite dos maxilares era uma doença infecciosa com uma evolução frequentemente complicada, envolvendo múltiplas intervenções cirúrgicas e raramente conduzindo à desfiguração facial em resultado da perda do osso e dos dentes afectados e da cicatrização que os acompanhava. No entanto, desde a segunda metade do século passado, tem-se registado uma redução drástica da incidência de casos de osteomielite envolvendo os maxilares e outros ossos do esqueleto.[1 4] O principal fator responsável por este desenvolvimento deve provavelmente ser visto na introdução de antibióticos no arsenal terapêutico; no entanto, outros factores também contribuíram para este facto, tais como uma melhor nutrição e uma melhor disponibilidade de cuidados médicos e dentários, incluindo especialmente avanços na medicina dentária preventiva e na higiene oral. O diagnóstico mais precoce devido a modalidades de diagnóstico por imagem mais sofisticadas melhorou adicionalmente a morbilidade associada a esta doença.[1 7]

O tratamento atual da osteomielite dos maxilares consiste geralmente numa combinação de terapêutica cirúrgica e antibiótica. O oxigénio hiperbárico (HBO) foi estabelecido para o tratamento e prevenção da osteorradionecrose com boa documentação científica do seu valor terapêutico para esta indicação.[2, 3, 5,6] . No entanto, o papel da HBO adjuvante no tratamento da osteomielite dos maxilares ainda não está bem definido. De facto, na osteomielite aguda e crónica secundária dos maxilares, a HBO é geralmente menos necessária do que nos casos que afectam os ossos longos e outras partes do esqueleto, devido à maior vascularização da cabeça e do pescoço. Em geral, na maioria dos casos de osteomielite crónica aguda e secundária dos maxilares, a resolução é possível sem HBO.[3,5]

De acordo com *Marx (1991)*, a indicação para adicionar HBO a um protocolo de tratamento da osteomielite crónica secundária dos maxilares requer três condições: [3]

(1) A doença foi refractária ao tratamento durante pelo menos 1 mês após desbridamento/decorticação cirúrgica adequada.

(2) O tratamento com antibióticos foi orientado pela cultura; e

(3) Não foi descoberto qualquer outro foco de infeção.

O tratamento da osteomielite crónica aguda e secundária dos maxilares é semelhante, uma vez que a etiologia e a patogénese são idênticas em ambas. A terapia da osteomielite crónica primária é mais difícil em comparação com os casos crónicos agudos e secundários, devido à falta de conhecimento da etiologia e patogénese exactas desta doença até à data.[6,7]

Objectivos terapêuticos no tratamento da Osteomielite Crónica Aguda e Secundária dos maxilares

- Erradicação da infeção e remoção do foco infecioso
- Gestão da dor
- Limitação da propagação da doença
- Profilaxia de fracturas e estabilização de fracturas infectadas
- Preservação das estruturas anatómicas sempre que possível
- Prevenção da recidiva da doença e da cronificação da infeção
- Restabelecimento da anatomia e da função[5]

Princípios de tratamento da osteomielite aguda dos maxilares

- Estabelecer o diagnóstico correto, com base na história, avaliação clínica e estudos imagiológicos
- Biópsia em casos pouco claros para excluir outra patologia (por exemplo, malignidade)
- Determinar a extensão do osso e dos tecidos moles infectados
- Avaliação e correção das deficiências da defesa do hospedeiro, sempre que possível
- Remoção da fonte de infeção, normalmente um foco dentário, corpos estranhos/implantes
- Incisão local e drenagem de pus
- Curetagem local com remoção de sequestros superficiais e saucerização, se necessário
- Colheita de amostras para coloração de Gram, cultura e sensibilidade, histopatologia
- Começar com uma terapia antibiótica empírica de largo espetro e mudar para antibióticos orientados para a cultura
- Desbridamento cirúrgico mais extenso, se necessário (por exemplo, decorticação, ressecção)
- Possível terapia adjuvante com oxigénio hiperbárico[5]

Princípios de tratamento da osteomielite crónica secundária dos maxilares

- Estabelecer o diagnóstico correto, com base na história, avaliação clínica e estudos imagiológicos.
- Biópsia em casos pouco claros para excluir outra patologia. (por exemplo, malignidade)

- Determinar a extensão do osso e dos tecidos moles infectados.
- Avaliação e correção das deficiências da defesa do hospedeiro, sempre que possível.
- Desbridamento cirúrgico do tecido infetado por extensão da lesão (remoção de dentes afectados/corpos estranhos/implantes, sequestrectomia, curetagem local, saucerização, decorticação, ressecção)
- Recolha de espécimes para coloração de Gram, cultura e sensibilidade, histopatologia.
- Começar com uma terapia antibiótica empírica de largo espetro e mudar para antibióticos orientados para a cultura.
- Possível terapia adjuvante com oxigénio hiperbárico.
- Desbridamento cirúrgico mais extenso, se necessário (por exemplo, decorticação repetida, ressecção)[5]

CAPÍTULO 10

ASPECTOS GERAIS DA TERAPIA ANTIBIÓTICA NA INFECÇÃO ÓSSEA

O objetivo do tratamento em doentes com osteomielite é erradicar completamente os microrganismos e apoiar a cicatrização.[12 13] Este objetivo nem sempre pode ser alcançado na osteomielite dos maxilares, devido à presença de dentes e à exposição persistente do osso a microrganismos da cavidade oral. Os princípios gerais da terapêutica da osteomielite do esqueleto e dos maxilares são semelhantes: erradicação do foco, desbridamento meticuloso, incluindo a remoção de osso morto e de dispositivos de fixação interna instáveis, se presentes, bem como a aplicação de antimicrobianos empíricos corretos e adequados dirigidos aos microrganismos.

Para obter um resultado de tratamento ótimo com o mínimo de inconvenientes, é importante o planeamento interdisciplinar do tratamento da osteomielite. Este planeamento deve incluir o microbiologista, o especialista em doenças infecciosas, bem como o cirurgião maxilofacial.[2 3]

Diferentes tipos de osteomielite requerem diferentes estratégias de tratamento.

1) Na osteomielite hematogénica aguda, o tratamento antibiótico é o pilar mais importante, e a cirurgia não é normalmente necessária ou pode ser reduzida à remoção do foco infecioso e a um pequeno desbridamento. [12 13]

2) Em contrapartida, na osteomielite crónica secundária, a cura não pode ser alcançada sem um desbridamento meticuloso, incluindo sequestrectomia, remoção do osso necrótico, incluindo a eliminação do foco e gestão do espaço morto, dependendo da localização da infeção. [21 22]

Regra geral, o tratamento antimicrobiano da osteomielite em geral deve, idealmente, basear-se em resultados microbiológicos inequívocos. Assim, para uma terapia antimicrobiana eficaz, são necessários testes de cultura e de suscetibilidade. Em casos de tractos sinusais ou feridas abertas, as zaragatoas superficiais e mesmo profundas podem induzir em erro, uma vez que os microrganismos dos tecidos moles não se correlacionam fortemente com os do osso. Além disso, a contaminação com a flora residente normal pode ser especialmente enganadora em amostras colhidas através de uma abordagem enoral; por conseguinte, se não for possível colher uma biópsia óssea, a terapêutica antimicrobiana empírica contra os microrganismos mais prováveis é melhor do que o tratamento baseado nos resultados da cultura de feridas abertas.[14 15]

De acordo com diferentes estudos, os estreptococos viridans, os estreptococos piogénicos, os peptostreptococos e as bactérias do grupo HACEK (*Haemophilus* spp., *Actinobacillus* spp., *Cardiobacterium* spp., *Eikenella corrodens e Kingella kingae), Propionibacterium acnes, Bacteroides* spp,

Fusobacterium spp., *Actinomyces* spp. e *Staphylococcus aureus* são os microorganismos mais importantes.[2 11 19] Além disso, em pessoas hospitalizadas com comorbilidade e em doentes pré-tratados, os bacilos Gram-negativos, como *Escherichia coli, Klebsiella pneumoniae* e *Pseudomonas aeruginosa*, também podem desempenhar um papel importante.[16]

Requisitos especiais para os antibióticos utilizados na osteomielite

Em caso de osteomielite aguda, o tratamento antibiótico não difere de outras infecções profundas ou de uma sépsis. É necessária uma terapêutica de alta dose com um antibiótico bactericida durante 6 semanas. Para todos os betalactâmicos, uma dose elevada significa uma terapêutica intravenosa, uma vez que a tolerância dos betalactâmicos orais impede a administração de doses muito elevadas e a biodisponibilidade oral é limitada. Em contrapartida, no caso das quinolonas, da clindamicina, do metronidazol, do ácido fusídico, do trimetoprim/sulfametoxazol e da rifampicina, os níveis séricos e tecidulares são semelhantes, quer estes agentes sejam administrados por via oral, quer por via intravenosa.[18 23]

Nas infecções extravasculares, a penetração nos tecidos é considerada um fator importante para prever a eliminação do agente infecioso; no entanto, não foi demonstrado que as concentrações ósseas de antibióticos se correlacionem com resultados clínicos em seres humanos. Assim, a penetração óssea não deve ser considerada como um argumento importante a favor ou contra a utilização do agente antimicrobiano em doentes com osteomielite.[4 6]

Como regra geral no tratamento de doenças infecciosas, deve ser utilizado o espetro mais estreito possível de antibióticos, de modo a evitar alterações significativas da flora normal da mucosa com uma mudança para microrganismos multi-resistentes e agentes fúngicos. A osteomielite crónica secundária dos maxilares é definida como uma infeção com mais de 1 mês de duração. Nesta situação, a terapêutica antibiótica deve normalmente ser combinada com uma cirurgia de desbridamento suficiente. A cirurgia é principalmente necessária para a remoção do osso necrótico e para trazer tecido vital bem perfundido adjacente ao local da infeção. O primeiro é importante, uma vez que as bactérias tendem a persistir na superfície do osso morto.[3 7 8 17]

A persistência é causada pela aderência das bactérias ao osso. As bactérias têm propriedades semelhantes, quer adiram a dispositivos estranhos (implantes) ou ao osso morto. As bactérias aderentes encontram-se na fase estacionária de crescimento. Este facto explica a sua resistência fenotípica a muitos antibióticos. A eficácia antibacteriana dos betalactâmicos em bactérias que não estão em crescimento é limitada, uma vez que interferem com a síntese da parede celular, que não ocorre durante a fase estacionária.[24 27]

Na osteomielite crónica secundária, especialmente nos casos associados a um implante, transplante ou corpo estranho infetado, os antibióticos têm de atuar sobre as bactérias em fase estacionária. É o caso das quinolonas contra os aeróbios Gram-negativos e da rifampicina ou clindamicina contra os estafilococos.[24 25 27] Em casos de osteomielite crónica secundária associada a um implante, transplante ou corpo estranho infetado, a adesão de microrganismos e a formação de biofilme é um mecanismo patogénico importante.[5 20]

O biofilme actua como um santuário que protege os microrganismos dos agentes antimicrobianos e da defesa do hospedeiro. Nestes casos, deve ser sempre considerada a remoção e substituição do implante/transplante.[17 20] Nos casos de infeção estafilocócica, o tratamento com rifampicina combinada com uma quinolona, ou clindamicina, ou ácido fusídico ou trimetoprim/sulfametoxazol, é a melhor opção.[29] A clindamicina deve ser preferida contra os anaeróbios e as quinolonas são a melhor escolha contra *as Enterobacteriaceae* devido à sua boa biodisponibilidade e à sua eficácia contra os bacilos Gram-negativos em fase estacionária.[10 6 29]

Tratamento antibiótico da osteomielite dos maxilares causada por microrganismos comuns

(modificado de acordo com zimmerli et al. 2004) [2 9]

Micro-organismo	Agente antimicrobiano	Dose	percurso
Staphylococcus aureus ou estafilococos coagulase negativos Sensíveis à meticilina Resistentes à meticilina	Flucloxacilina1 + Rifampina durante 2 semanas, seguido de Ciprofloxacina ou Levofloxacina cada + Rifampicina Vancomicina + Rifampina durante 2 semanas, seguido de Ciprofloxacina2 ou Levofloxacina2 ou Teicoplanina3 ou Ácido fusídico ou Cotrimoxazol ou Minociclina cada + Rifampicina	2 g de 6 em 6 horas 450 mg de 12 em 12 horas 750 mg de 12 em 12 horas 500 mg de 12 em 12 horas 450 mg de 12 em 12 horas 1 g de 12 em 12 horas 450 mg de 12 em 12 horas 750 mg de 12 em 12 horas 500 mg de 12 em 12 horas 400 mg de 24 em 24 horas 500 mg de 8 em 8 horas 1 comprimido de 8 em 8 horas 100 mg de 12 em 12 horas 450 mg de 12 em 12 horas	IV PO/IV PO PO PO IV PO/IV PO PO IV/IM PO PO PO PO
Streptococcus spp.	Penicilina G ou Ceftriaxona durante 4 semanas, seguido de Amoxicilina	5 milhões de U de 6 em 6 horas 2 g a cada 24 h 750-1000 mg a cada 8 h	IV IV PO

Enterococcus spp. (suscetível à penicilina)	Penicilina G ou Ampicilina ou Amoxicilina + Aminoglicosídeo durante 4 semanas, seguido de Amoxicilina	5 milhões de U de 6 em 6 horas 2 g a cada 4-6 h 750-1000 mg a cada 8 h	IV IV IV PO
Enterobacteri aceae (suscetível às quinolonas)	Ciprofloxacina	750 mg de 12 em 12 horas	PO
Não fermentadores (por exemplo *Pseudomonas aeruginosa*)	Ceftazidima ou cefepima + aminoglicosídeo durante 2 a 4 semanas	2 g de 6 em 6 horas 750 mg de 12 em 12 horas	IV IV PO
Anaeróbios4	Clindamicina durante 2 semanas, seguido de Clindamicina	600 mg a cada 6-8 h 300 mg de 6 em 6 horas	IV PO
Infecções mistas (sem estafilococos resistentes à meticilina)	Amoxicilina/ácido clavulânico Carbapenem durante 2 a 4 semanas, seguido de regimes de acordo com a suscetibilidade antimicrobiana	2,2 g de 8 em 8 horas 3 g de 8 em 8 horas De acordo com composto	IV IV IV

A suscetibilidade antimicrobiana do agente patogénico tem de ser determinada antes do tratamento. A dose de antimicrobiano é dada para adultos com depuração renal e hepática normal. PO = por via oral; IV = por via intravenosa; IM = por via intramuscular; DS = dose dupla (Trimetoprim 160 mg, Sulfametoxazol 800 mg).

1. Em doentes com hipersensibilidade retardada, é administrada cefazolina (2 g de 8 em 8 horas IV). Em doentes com hipersensibilidade imediata, é preferível a vancomicina (1 g de 12 em 12 horas IV).
2. O Staphylococcus aureus resistente à meticilina não deve ser tratado com quinolonas, uma vez que pode surgir resistência antimicrobiana durante o tratamento.

3. A dose inicial de carga é de 800 mg/d IV (primeiro dia)
4. Em alternativa, pode ser utilizada penicilina G ou ceftriaxona para os anaeróbios gram-positivos (por exemplo, Propionibacterium acnes) e metronidazol (500 mg de 8 em 8 horas IV ou PO) para os anaeróbios gram-negativos (por exemplo, Bacteroides spp.). [26 28]

CAPÍTULO 11

TERAPIA CIRÚRGICA NA OSTEOMIELITE DOS MAXILARES

A cirurgia deve ser considerada como o principal pilar no tratamento da osteomielite crónica aguda e secundária dos maxilares. Os procedimentos cirúrgicos na osteomielite crónica aguda e secundária dos maxilares têm três objectivos principais:

1) Descompressão da pressão intra-medular causada pelo processo osteomielítico e drenagem da formação de abcesso subperiosteal;
2) Desbridamento cirúrgico do tecido infetado e remoção do foco infecioso; e
3) Trazer tecido bem perfundido adjacente à área infetada.[1]

Mecanismos de tratamento cirúrgico da Osteomielite Crónica Aguda e Secundária dos maxilares

A incisão local e a drenagem de abcessos, a remoção de dentes soltos, de corpos estranhos/implantes e de sequestros, bem como a curetagem local e a saucerização do osso infetado, podem ser consideradas como procedimentos cirúrgicos menores, uma vez que podem ser normalmente realizados sob anestesia local e, por conseguinte, em regime de ambulatório, se desejado. Pelo contrário, a decorticação, a ressecção e a reconstrução (microvascular) do osso osteomielítico são claramente procedimentos realizados sob anestesia geral e em regime de internamento. Por conseguinte, são considerados como procedimentos cirúrgicos de grande porte.[2]

Foram observadas diferenças consideráveis na terapia cirúrgica da osteomielite crónica aguda e secundária. Embora a percentagem de doentes com osteomielite aguda tratados conservadoramente seja pequena e apenas ligeiramente superior à dos doentes com osteomielite crónica secundária, uma percentagem substancialmente maior deste último grupo foi submetida a procedimentos cirúrgicos importantes, principalmente decorticações. A decisão mais exigente para o cirurgião é determinar a extensão do desbridamento cirúrgico. É certo que deve ser efectuada a remoção de todos os tecidos moles e duros necróticos, bem como de todo o tecido de granulação. Além disso, a excisão de tecidos e a curetagem óssea devem ser alargadas a tecidos com perfusão suficiente, por exemplo, tecidos com hemorragia.[5]

Um dos principais objectivos da imagiologia pré-operatória é a avaliação do osso e dos tecidos moles infectados para planear com precisão o procedimento cirúrgico. O desbridamento cirúrgico começa com a remoção dos dentes soltos na área infetada, bem como a remoção de corpos estranhos/implantes e sequestros. Em casos de infeção mais extensa, os procedimentos cirúrgicos estendem-se em simultâneo. Pode ser necessária a curetagem local, a saucerização do osso infetado, a decorticação e, eventualmente, a ressecção seguida de reconstrução.[3]

Tratamento cirúrgico da osteomielite crónica aguda e secundária dos maxilares [3 4]

Incisão e drenagem da formação de abcessos

↓

Remoção de dentes soltos, corpos estranhos/implantes e sequestros

↓

Curetagem local e saucerização do osso infetado

↓

Decorticação

↓

Ressecção e reconstrução

Sequestrectomia

A formação de sequestros é um sinal clássico de casos de osteomielite crónica secundária e aguda avançada. Normalmente, é necessário um período de tempo de pelo menos 2 semanas após o início da infeção até à apresentação. Em geral, os sequestros estão confinados ao osso cortical, mas também podem ser esponjosos ou cortico-esponjosos. Quando o sequestro está completamente formado, pode persistir durante vários meses em casos não tratados antes de ser reabsorvido ou expelido espontaneamente através da mucosa oral ou da pele facial.[5]

A reabsorção do sequestro é conseguida através da atividade lítica das células osteoclásticas no tecido de granulação circundante. Gradualmente, o tecido de granulação pode fazer crescer o sequestro e promover a sua degradação. Se os sequestros não forem totalmente removidos durante o tratamento, pode ocorrer uma cicatrização parcial e superficial. Uma vez que os sequestros são avasculares, são pouco penetrados por antibióticos ou HBO e, por conseguinte, constituem um local ideal para a proliferação de bactérias. Servem como fontes de exacerbação da osteomielite quando o pus e o tecido de granulação se acumulam à sua volta. Em casos raros de osteomielite dos maxilares, ocorre a formação de um abcesso estéril à volta do sequestro (abcesso de Brodie), comum à osteomielite do osso longo.

Nos casos não tratados ou insuficientemente tratados de osteomielite crónica secundária, o organismo tenta isolar o sequestro. Uma concha de osso produzida pelo periósteo, o chamado involucro, serve de barreira. Este limite pode ser perfurado por trajectos (cloacas) através dos quais o pus escapa para as superfícies epiteliais. Um grande sequestro pode influenciar a estabilidade da mandíbula e promover uma fratura patológica. Quando o sequestro estiver completamente formado, pode ser removido com um trauma cirúrgico mínimo. Este procedimento minimamente invasivo reduz a perda óssea e dentária subsequente. [9]

Embora esta abordagem possa ser aplicável em casos de osteomielite localizada com formação de sequestros superficiais, está contra-indicada em casos avançados com disseminação prolongada da infeção e formação de sequestros em regiões mais profundas do osso. Neste caso, uma abordagem mais agressiva é necessário um desbridamento cirúrgico que deve claramente exceder a simples remoção do sequestro. Nestes casos avançados, a sequestrectomia é frequentemente a primeira parte do desbridamento cirúrgico, seguida da decorticação.

Saucerização

O passo seguinte mais extenso no desbridamento cirúrgico de maxilares infectados é a saucerização. Este procedimento cirúrgico descreve a "desobstrução" do osso maxilar com face oral para expor a cavidade medular para posterior desbridamento completo. As margens de osso necrótico que cobrem o foco de osteomielite são excisadas, criando uma visualização direta da cavidade medular infetada. Isto permite o acesso direto aos sequestros formados e em formação, ao tecido de granulação e ao osso afetado. De uma forma limitada, o nervo alveolar afetado também pode ser abordado; no entanto, em casos de osteomielite aguda avançada e crónica secundária com tecido de granulação significativo em redor do nervo alveolar inferior, o acesso criado por saucerização é insuficiente.[7]

O procedimento de saucerização é normalmente realizado por uma abordagem oral, com a vantagem de acesso direto ao maxilar e de evitar cicatrizes faciais. A abordagem oral é, no entanto, mais difícil de recolher uma amostra não contaminada para investigação microbiológica. Uma vez que a remoção de osso por este procedimento é limitada, a força da mandíbula não é criticamente comprometida e a cicatrização por segunda intenção é suficiente. O osso cortical lingual raramente precisa de ser removido, exceto nos casos em que o osso esteja obviamente necrótico ou em que seja necessário tratar margens de crista acentuadas. Os anexos do músculo milo-hióideo à mandíbula fornecem um rico suprimento sanguíneo para o osso lingual[8] e garantem a vascularização.

Saucerização da mandíbula ***(procedimento passo-a-passo modificado após Topazian 2002)*** [9]

Acesso ao osso através da criação de um retalho mucoperosteal, normalmente utilizando uma incisão na crista gengival

A reflexão do retalho deve ser tão limitada quanto possível para preservar o fornecimento de sangue local

Os dentes afectados (soltos e outros focos dentários na área afetada) são extraídos

O córtex lateral da mandíbula é reduzido com brocas ou rongeurs até se encontrar osso sangrante suficiente em todas as margens, aproximadamente até ao nível da mucosa não fixada, produzindo assim um defeito semelhante a um pires

O desbridamento local é efectuado através da remoção de tecido de granulação e fragmentos ósseos soltos do leito ósseo utilizando curetas

A área desbridada é cuidadosamente irrigada com solução salina estéril, com ou sem antibiótico adicional, como a neomicina

Se houver uma hemorragia local substancial devido à hiperemia causada pelo processo inflamatório, pode ser colocado um pacote medicamentoso que serve de dispositivo de compressão local

↓

O retalho bucal é aparado e são colocados pacotes medicinais (como gaze iodofórmica ligeiramente coberta com antibiótico e pomada esteroide local) para hemostasia e para manter o retalho numa posição retraída.

O pacote é colocado com firmeza, sem pressão, e retido por várias suturas não reabsorvíveis, que se estendem sobre o pacote desde o retalho lingual até ao retalho vestibular

O penso é mantido no local durante vários dias, até 2 semanas ou mesmo mais, em alguns casos, e pode ser substituído várias vezes até que a superfície do leito de tecido de granulação esteja epitelizada e as margens tenham cicatrizado[9]

Decorticação

Na osteomielite crónica aguda e secundária avançada dos maxilares, especialmente da mandíbula, a utilização da decorticação promove a resolução com base na premissa de que o osso cortical afetado é avascular e alberga microorganismos. O principal objetivo do procedimento de decorticação é remover o córtex cronicamente infetado do osso maxilar e obter acesso à cavidade medular afetada para permitir uma descompressão suficiente da pressão intramedular e um desbridamento cirúrgico meticuloso sob visualização direta. Além disso, este procedimento permite colocar tecido bem perfundido (por exemplo, o músculo masseter) em contacto com o osso, promovendo uma maior cicatrização. Embora o procedimento de decorticação tenha sido originalmente descrito como um procedimento com uma abordagem extra-oral, a abordagem padrão é intra-oral para evitar cicatrizes faciais. [9]

Osteomielite crónica secundária odontogénica da mandíbula esquerda:[26] (Fig. 1a, 1b)

(1a) A infeção teve origem no segundo molar inferior esquerdo cariado e propagou-se anteriormente ao segundo pré-molar esquerdo; posteriormente, o osso afetado atingiu o ramo ascendente

(1b) A vista coronal demonstra o dente cariado e a quantidade de osso e periósteo infectados que têm de ser removidos cirurgicamente para se conseguir um desbridamento suficiente.

Etapa 1: Incisão bucal ao longo da margem gengival com extensões vestibulares distal e mesialmente (Fig. 2a, 2b)

(2a) Dissecção subperiosteal criando um retalho mucoperiosteal de espessura total para expor o osso afetado

(2b) Note-se que o osso recém-formado subperiosteal pode não ser facilmente separado do periósteo afetado

Etapa 2: Dissecção subperiosteal e exposição da região afetada. (Fig. 3a, 3b)

Etapa 3: Dissecção subperiosteal e exposição da região afetada. (Fig. 4)

Passo 4: Inserção de um retractor subperiostealmente no bordo inferior da mandíbula para facilitar a exposição do corpo mandibular afetado (Fig. 5).

Etapa 5: Remoção do foco odontogénico e dos dentes na região afetada e remoção do sequestro. (Fig. 6a, 6b) Vista intra-operatória do mesmo paciente demonstra o grande sequestro. (Fig. 6c, 6d) O grande sequestro após a remoção cirúrgica. (Fig. 6e)

Etapa 6: As margens da área de decorticação pretendida são marcadas com uma broca. (Fig. 7a, 7b)

(7a) Note-se que as margens distal e mesial são selecionadas numa área onde se presume que exista osso saudável e bem vascularizado, normalmente 1-2 cm para além da área afetada.

(7b) O corte coronal demonstra que a área de decorticação deve ser estendida caudalmente de acordo com a extensão do osso afetado, incluindo a margem inferior da mandíbula, se necessário.

Etapa 7: (Fig. 8a) Após a demarcação da área de decorticação pretendida, conforme descrito, é utilizada uma broca Lindemann longa para efetuar múltiplas osteotomias de decorticação monocorticais no córtex vestibular da mandíbula, deixando uma distância de aproximadamente 1 cm entre as osteotomias de decorticação.

(Fig. 8b) Ao efetuar as osteotomias, deve ser salientado que estas são estritamente limitadas ao córtex vestibular da mandíbula para evitar danos no nervo alveolar inferior Passo 8: (Fig. 9a, 9b) & (Fig. 10a, 10b) O osso cortical vestibular e o bordo inferior são então removidos com um cinzel, pista por pista, até se encontrar osso sangrante. Se necessário, podem ser efectuadas osteotomias adicionais e remoção da cortical vestibular. A extensão da decorticação é determinada pela quantidade de osso afetado, que é pouco vascularizado com compartimentos necróticos

Etapa 9: (Fig. 11) É efectuada a mobilização (neurólise) do nervo alveolar interior para permitir o acesso às áreas mais profundas circundantes do osso afetado. O nervo pode ser marcado com uma ansa de vaso. Uma vista intra-operatória deste passo da decorticação: A decorticação foi iniciada mesialmente na parte não afetada da mandíbula anterior. Enquanto a decorticação avança distalmente para a parte posterior do corpo mandibular, o nervo alveolar inferior é libertado e mobilizado depois de o separar do ramo incisivo, permitindo assim um maior desbridamento cirúrgico

Etapa 10: (Fig. 12a, 12b)

(12a) É efectuada uma remoção meticulosa do osso afetado e do tecido de granulação

(12b) A curetagem é concluída quando é visível osso vital (por exemplo, osso hemorrágico bem vascularizado). Em certos casos, pode ser necessário remover todo o tecido ósseo esponjoso até se atingir o córtex lingual. (Fig. 13a, 13b, 13c) Mandíbula após decorticação completa e desbridamento cirúrgico. O osso restante representa o tecido ósseo vital remanescente.[26]

FIGURAS:

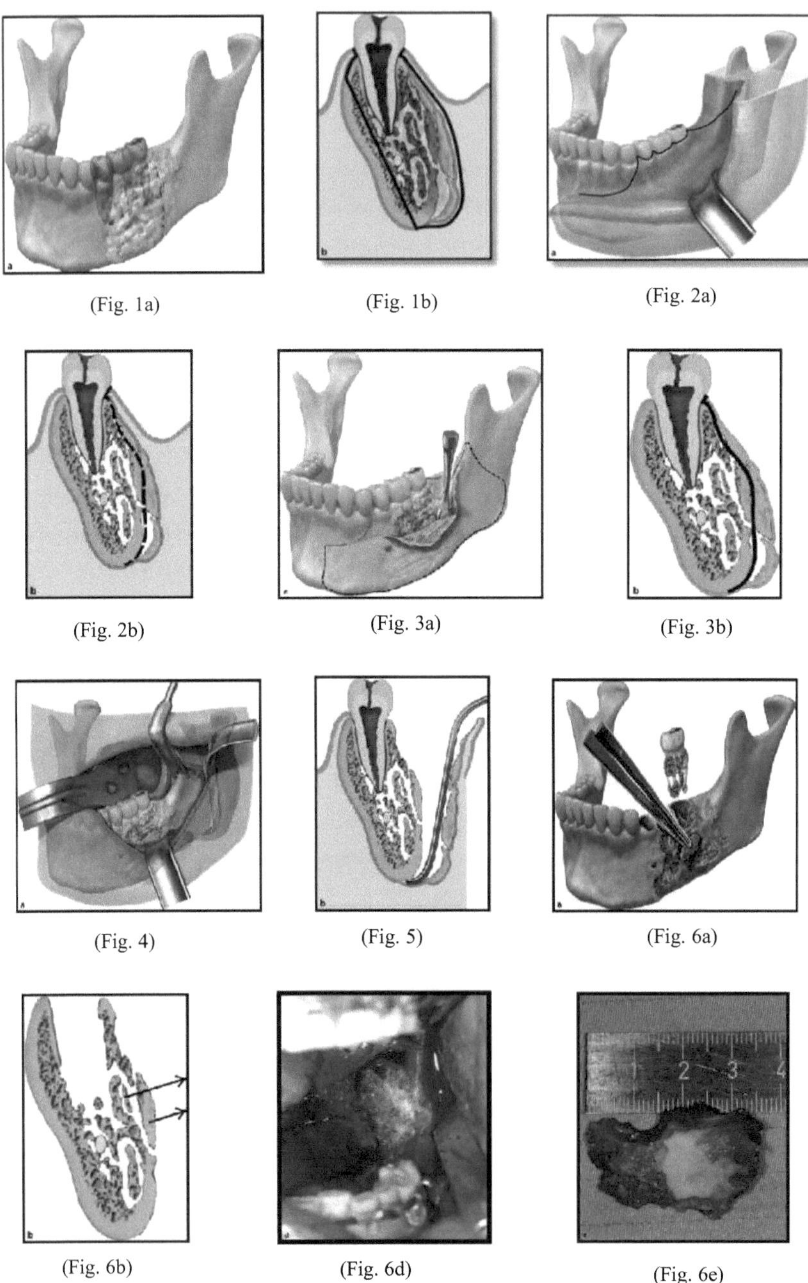

(Fig. 1a) (Fig. 1b) (Fig. 2a)

(Fig. 2b) (Fig. 3a) (Fig. 3b)

(Fig. 4) (Fig. 5) (Fig. 6a)

(Fig. 6b) (Fig. 6d) (Fig. 6e)

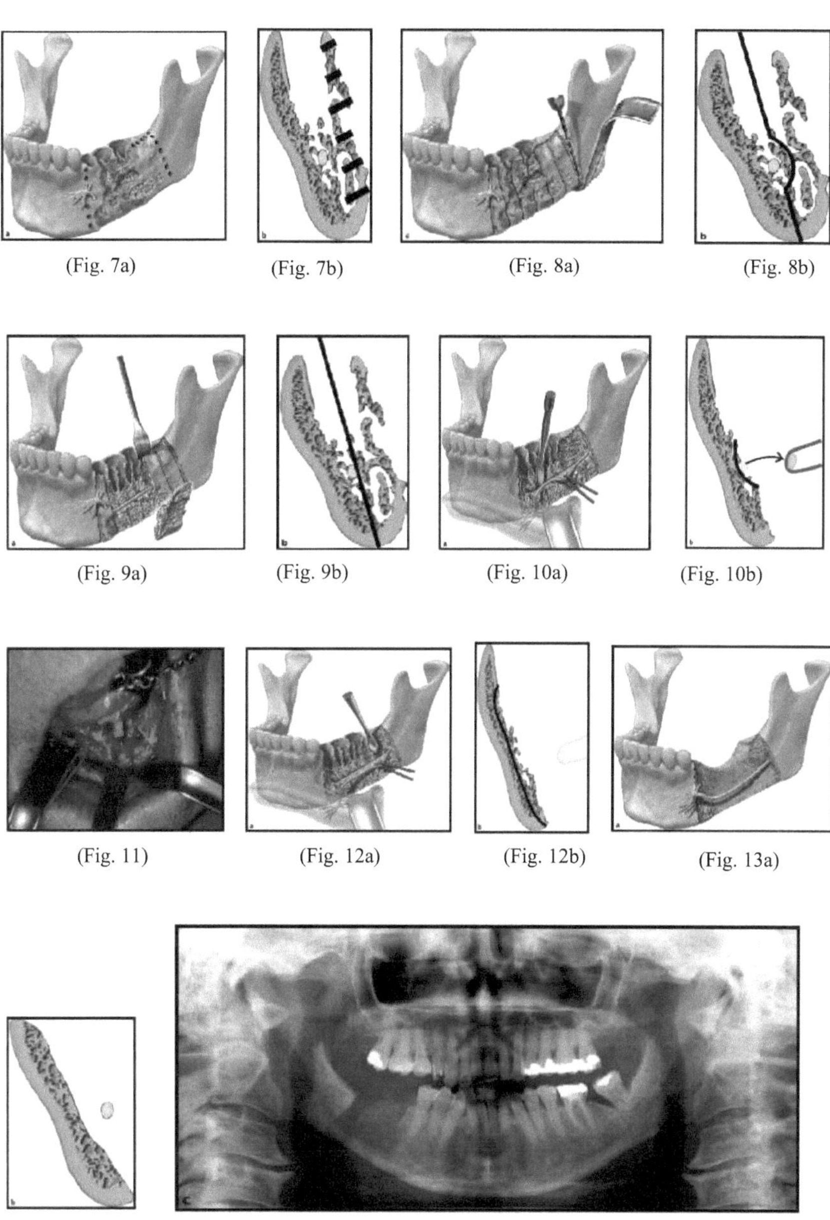

(Fig. 7a) (Fig. 7b) (Fig. 8a) (Fig. 8b)

(Fig. 9a) (Fig. 9b) (Fig. 10a) (Fig. 10b)

(Fig. 11) (Fig. 12a) (Fig. 12b) (Fig. 13a)

(Fig. 13b) (Fig. 13c)

CAPÍTULO 12

TERAPIA DA OSTEOMIELITE - O OXIGÉNIO HIPERBÁRICO COMO ADJUVANTE NO TRATAMENTO DA OSTEOMIELITE DOS MAXILARES

Definição de oxigénio hiperbárico

O oxigénio hiperbárico (HBO) é definido como a inalação de oxigénio puro (FiO2=1) sob uma pressão superior à pressão ambiente. A pressão é indicada em kilo Pascal (kPa) ou em atmosfera absoluta (ATA).[1]

Para o efeito, é necessária uma câmara hiperbárica. É definida como um recipiente sob pressão capaz de acomodar uma ou mais pessoas com o objetivo de proporcionar tratamento médico. Em medicina, a HBO é utilizada no intervalo de 100-300 kPa. Acima desta pressão, o oxigénio apresenta um risco acrescido de toxicidade para o sistema nervoso central.[5]

Distinguem-se dois tipos diferentes de câmaras HBO: [2]

1. A câmara multiplace, que oferece espaço para dois ou mais doentes, e
2. A câmara monoplace, com espaço apenas para uma pessoa.

Câmaras hiperbáricas

1. Câmara de HBO multiplace, compatível com UTI (fig. 1)

As câmaras de HBO multiplace têm pelo menos dois compartimentos. As maiores podem ter espaço para vários doentes. De acordo com a sua dimensão, podem permitir o acesso do pessoal, dos doentes e de vários equipamentos à câmara, mantendo a pressão no compartimento principal. Para fazer face às exigências da terapia HBO pós-operatória precoce, as câmaras hiperbáricas recentemente construídas são concebidas como verdadeiras unidades de UCI hiperbáricas. Estas câmaras estão localizadas dentro da UCI do hospital e podem acomodar os doentes nas suas camas hospitalares com todo o apoio necessário de uma UCI moderna.[2]

2. Câmara HBO monoplace (Fig. 2)

As câmaras de HBO monoplace são recipientes de compartimento único concebidos para um único doente. Devido ao seu espaço limitado, não permitem o acesso direto ao doente durante o tratamento, mas podem permitir a monitorização à distância dos cuidados intensivos e a assistência respiratória.[2]

Sistemas de respiração

Normalmente, os doentes em câmaras de HBO multiplace têm de respirar o oxigénio puro através de uma máscara facial apertada (Fig. 3). Na cirurgia maxilofacial, otorrinolaringológica e plástica facial, alguns doentes não podem usar essa máscara porque a sua face acabou de ser operada e/ou podem ter dispositivos de fixação externa. Um outro obstáculo à utilização de uma máscara pode ser uma traqueotomia concomitante, que está por vezes presente nestes doentes. Nestes casos, foram criados capuzes especialmente concebidos e confortáveis, como se pode ver abaixo.[3] (Fig. 4)

Doente com tenda de oxigénio a respirar oxigénio numa câmara hiperbárica: O pescoço é selado com uma membrana de látex que impede o oxigénio de contaminar a câmara. O oxigénio O2 e o CO2 expirados também são levados para fora da câmara.[4]

(a) Doente com traqueotomia

(b) A membrana de vedação é colada com fita adesiva nos ombros do doente. A tenda para a cabeça é depois aplicada no anel do pescoço

Oxigénio e bactérias

Dependendo da sua suscetibilidade ao oxigénio, as bactérias podem ser divididas em cinco grandes grupos: [5 6]

(1) Estritamente aeróbicos

(2) Microaerófilos;

(3) Anaeróbios facultativos

(4) Anaeróbios tolerantes ao ar

(5) Estritamente Anaeróbios.

Estes grupos são descritos a seguir: [5 6]

1. **Estritamente aeróbios**: Estas bactérias precisam absolutamente de oxigénio, pois este é vital para elas. Num ambiente sem oxigénio, não podem sobreviver. Exemplos: Neisseira spp. e Pseudomonas spp.
2. **Microaerófilos**: Estas bactérias, como Helicobacter spp. e Campylobacter spp., necessitam de oxigénio, mas desenvolvem-se melhor num ambiente com uma pressão parcial de oxigénio inferior à do ar.
3. **Anaeróbios facultativos**: Estas bactérias, como Staphylococcus spp. ou Enterobacteriaceae spp. podem desenvolver-se com ou sem oxigénio.
4. **Anaeróbios aerotolerantes**: Estas bactérias, como os Streptococci spp. e os Enterococci spp., podem desenvolver-se com ou sem oxigénio, mas apenas num ambiente com uma baixa pressão parcial de oxigénio.
5. **Estritamente anaeróbios**: Estas bactérias só podem desenvolver-se sem oxigénio. O oxigénio é letal para elas porque não possuem enzimas de defesa como a superóxido dismutase, a catalase e a peroxidase. Exemplos proeminentes destas bactérias são *Bacteroides* spp, *Clostridium* spp, ou *Peptostreptococcus* spp.

Oxigénio e infeção cirúrgica

Na situação clínica, o fornecimento de oxigénio à ferida é essencial para o controlo da infeção. Houf HW et al (1997) mediram a pressão parcial de oxigénio (PO2) no subcutâneo de 131 doentes operados em cirurgia geral. Verificaram um aumento do número de infecções da ferida nos tecidos em que foi medida uma pressão parcial de oxigénio baixa. [9] Noutro estudo, Belda et al. (2005) verificaram uma diminuição significativa das infecções de feridas pós-operatórias em cirurgia colo-rectal (diminuição de 39%) nos doentes que receberam oxigénio suplementar. Os doentes que inspiraram 80% de oxigénio durante e após a cirurgia durante 6 horas tiveram significativamente menos infecções do que os indivíduos de controlo que respiraram apenas 30% de oxigénio.[7]

Oxigénio e defesas do hospedeiro

Os neutrófilos são uma das principais células sanguíneas responsáveis pela morte das bactérias. Para o efeito, utilizam mecanismos dependentes e independentes do oxigénio para matar as bactérias fagocitadas. O mecanismo dependente do oxigénio é de particular interesse no que diz respeito ao efeito da HBO e é considerado o mais significativo do ponto de vista clínico. É bem sabido que a circulação prejudicada, tal como se verifica em idades mais avançadas ou em doentes diabéticos, conduz à isquemia e à diminuição da cicatrização de feridas. Este efeito pode, de certa forma, ser contrariado pela HBO.[23] Os doentes imunodeprimidos têm também um risco acrescido de infeção devido a um mecanismo de defesa do hospedeiro deficiente.[6]

As defesas do hospedeiro são diminuídas pela hipoxia - Hohn et al. (1976) demonstraram que a morte bacteriana de *Staphylococcus aureus* é prejudicada quando a PO2 é inferior a 30 mm Hg. Com PO2 próxima de 0 mm Hg, a morte bacteriana diminui em 50%. A razão para isto é que a morte bacteriana é causada por espécies reactivas de oxigénio presentes nos neutrófilos. Estas espécies reactivas de oxigénio são geradas a partir do oxigénio contido nos tecidos circundantes.[8]

As defesas do hospedeiro são aumentadas pela hiperóxia - Segundo Allen et al. (1997), a produção de radicais de oxigénio depende da PO2. Os neutrófilos têm uma produção de oxidantes em normoxia (PO2 de 45-80 mm Hg) que pode ser duplicada em hiperoxia (PO2 superior a 300 mm Hg). Mader et al. (1980) demonstraram que um aumento da PO2 de 45 para 150 mm Hg era capaz de aumentar a atividade bactericida dos neutrófilos de 44 para 71%.[1]

Efeito do oxigénio hiperbárico nos anaeróbios

O oxigénio é letal para a maioria dos anaeróbios porque estas bactérias não possuem enzimas de proteção como a superóxido dismutase ou a catalase. A normoxia (PO2=152 mm Hg) mata *P. magnus*, *B. fragilis* e *C. perfringens*[26] . O oxigénio é bacteriostático para *E. coli* (Muhvich et al. 1989), *Enterobacteriacae*, *P. aeruginosa* e *E. faecalis.*[22]

Efeito da hiperóxia nos aeróbios

O oxigénio hiperbárico não tem qualquer efeito bactericida direto sobre as bactérias aeróbias. O oxigénio hiperbárico só é bactericida para bactérias aero-anaeróbias, como *S. aureus* ou *E.* coli, a pressões e duração da exposição que são letais para os seres humanos.[10]

Efeito do oxigénio hiperbárico nos antibióticos

Recentemente, Mendelet et al. (1999, 2004) demonstraram que a HBO adicionada a cefalosporinas orais ou a esponjas de gentamicina tinha um efeito aditivo num modelo de rato de osteomielite tibial crónica com *S. aureus*. O oxigénio hiperbárico, por si só, conduziu a uma melhoria significativa da infeção; além disso, a contagem quantitativa de bactérias foi significativamente mais baixa quando a HBO foi combinada com antibióticos.[17 18]

Efeito do oxigénio hiperbárico na cicatrização de feridas difíceis

Quirina e Viidik (1996) demonstraram que a cicatrização de feridas de incisão normais diminui na velhice. A isquémia agrava a cicatrização das feridas, ao passo que a HBO é capaz de melhorar a resistência das feridas até 50%. Na verdade, pensa-se que as espécies reactivas de oxigénio actuam como um transdutor de sinal para sobre-expressar a produção de factores de crescimento e os receptores de factores de crescimento.[23 24]

Indicações para o oxigénio hiperbárico em infecções craniofaciais

Devido à qualidade das provas in-vitro e in-vivo, a HBO tem sido utilizada como adjuvante da cirurgia e dos antibióticos por muitos clínicos. Estes relataram melhorias ou sucesso quando a HBO foi adicionada a uma *situação* clínica difícil ou desesperada.[11 13]

Osteomielite dos maxilares e HBO

O objetivo da HBO na osteomielite crónica refractária dos maxilares, quer seja primária ou secundária, é o mesmo que o mencionado anteriormente. Inverte o estado de hipóxia do osso infetado e aumenta a morte dos microrganismos pelos leucócitos, bem como a já referida sobrevivência e produção de toxinas de certos anaeróbios e anaeróbios facultativos[15 16]

Já em 1973, Mainous et al. (1973) relataram o tratamento de um caso de osteomielite aguda e dois casos de osteomielite crónica secundária com cirurgia, antibióticos e HBO adjuvante. Os autores observaram uma resposta favorável com um período de cicatrização mais curto e um melhor resultado. Concluíram que a HBO deve ter um lugar definitivo na osteomielite da mandíbula.[13]

Aitasalo et al. (1998) trataram 33 pacientes consecutivos com osteomielite crónica da mandíbula. De acordo com a classificação defendida neste livro, os casos eram maioritariamente crónicos secundários; no entanto, foram também incluídos no estudo casos de osteoradionecrose. A mediana do tempo de acompanhamento foi de 34 meses. Os pacientes foram submetidos a cinco a dez sessões pré-operatórias e cinco a sete sessões pós-operatórias. A terapêutica cirúrgica consistiu na decorticação do osso afetado, posteriormente coberto com um transplante periosteal livre da tíbia. Vinte e seis doentes (79%) com osteomielite crónica permaneceram sem sintomas após o primeiro período de tratamento. Os sete pacientes com osteomielite que falharam necessitaram de retratamento, e cinco deles ainda apresentavam sintomas clínicos ocasionais no final do período de acompanhamento. Os autores concluíram que a HBO é uma terapia adjuvante útil para a osteomielite crónica (secundária) dos maxilares; no entanto, a eficácia do baixo número de sessões de tratamento HBO utilizado, que foi reduzido em comparação com protocolos anteriores, deve ser questionada.[2]

Van Merkesteyn et al. (1984) também utilizaram a HBO como adjuvante da cirurgia e dos antibióticos para o tratamento da osteomielite crónica secundária dos maxilares. Consideraram que a HBO era um complemento útil nos casos de osteomielite esclerosante crónica difusa (de acordo com a classificação utilizada neste livro, estes casos são maioritariamente classificados como osteomielite crónica secundária, em alguns casos como osteomielite crónica primária) e nos casos em que a decorticação e os antibióticos tinham falhado.[25] Jamil et al. (2000) trataram 16 doentes com osteomielite crónica da mandíbula resistente à terapêutica (secundária) com 30 sessões de HBO como adjuvante. Seis pacientes ficaram curados e 8 melhoraram.[10]

Baltensperger et al. (2001) fizeram um estudo retrospetivo de pacientes tratados por osteomielite crónica aguda e secundária dos maxilares. Apenas foram incluídos os pacientes que receberam pelo menos 20 sessões de HBO. Quarenta e três pacientes foram identificados e comparados com um grupo de controlo escolhido aleatoriamente, tratados na mesma altura e na mesma instituição, tratados sem HBO adjuvante. O seguimento foi de 1,62 anos (0,25-9 anos). Os dois grupos eram comparáveis, com a exceção de que havia significativamente mais doentes com antecedentes de alcoolismo e de consumo de tabaco no grupo da HBO. Todos os doentes receberam clindamicina 3 x 300 mg/dia ou cefuroxima 2 x 500 mg/dia durante 2 semanas como tratamento padrão.[3]

Não houve diferença estatística nos resultados clínicos entre os dois grupos. Não foi possível avaliar a importância do tabagismo e do alcoolismo no resultado; no entanto, a HBO adjuvante pareceu reduzir a quantidade de procedimentos cirúrgicos maiores, como decorticação e ressecção, sem prejudicar o resultado. Na prática, Baltensperger et al. (2001) concluíram que a associação de HBO e antibióticos pode permitir uma cirurgia mais limitada em pacientes com osteomielite localizada da mandíbula. Embora o número de pacientes desse estudo fosse pequeno, os autores consideraram que a HBO era mais eficiente quando as sessões eram aplicadas no pré e pós-operatório.[3]

Handschell et al. (2007) examinaram o resultado de 27 doentes com osteomielite crónica, na sua maioria secundária, que tinham sido tratados com HBO. Os autores concluíram que a terapêutica adjuvante com HBO foi bem sucedida no tratamento de doentes com osteomielite crónica, podendo evitar a cirurgia ablativa em alguns casos.[7]

De acordo com a Undersea and Hyperbaric Medical Society, a utilização da HBO como adjuvante terapêutico está indicada na osteomielite refractária; no entanto, apesar das experiências positivas que vários autores descreveram na utilização da HBO no tratamento da osteomielite dos maxilares, a literatura sobre este tema é escassa em comparação com outras modalidades terapêuticas utilizadas. Nenhum estudo forneceu ainda dados estatísticos efectivos sobre os benefícios reais da HBO nos resultados dos doentes. Não existem estudos prospectivos, aleatórios e multicêntricos. Os estudos acima referidos descrevem sobretudo a utilização da HBO em casos de osteomielite crónica secundária. Nos casos de osteomielite crónica primária, a utilização deste regime terapêutico é ainda mais controversa e, em alguns casos, anedótica, uma vez que a maioria das experiências relatadas são relatos de casos. As experiências pessoais dos editores deste livro indicam que a HBO pode aliviar os sintomas e ajudar a evitar uma cirurgia extensa nos casos de osteomielite crónica primária de início precoce.[18]

CONCLUSÃO

É sabido que a infeção consome oxigénio e conduz a uma hipoxia local que, por sua vez, favorece a propagação da infeção. O oxigénio hiperbárico pode corrigir esta situação. Nas infecções orais, os anaeróbios estão principalmente envolvidos em hospedeiros imunocompetentes, enquanto as infecções oportunistas desempenham um papel importante em hospedeiros com defesas imunitárias debilitadas. Existe um grande e sólido conjunto de provas experimentais in-vivo e in-vitro que demonstram que **o oxigénio hiperbárico é diretamente:** - Bactericida ou bacteriostático para os anaeróbios.

- O oxigénio hiperbárico é eficaz no controlo bacteriano em infecções com a maioria dos tipos de aeróbios, principalmente através de um efeito direto no hospedeiro por melhoria do mecanismo de morte dos granulócitos neutrófilos.

- O oxigénio hiperbárico pode restaurar o efeito bactericida dos aminoglicosídeos. Apresenta, pelo menos, um efeito aditivo em relação às cefalosporinas.[21]

Existem poucas provas que o demonstrem:

> O oxigénio hiperbárico melhora a cicatrização de feridas experimentalmente e clinicamente em feridas crónicas que não cicatrizam.

> Foi demonstrado que o oxigénio hiperbárico, como adjuvante dos cuidados habituais, está associado a uma melhor cicatrização e a uma maior sobrevivência em doentes com infecções necrosantes dos tecidos moles do colo do útero.

> O oxigénio hiperbárico como adjuvante dos cuidados habituais foi sugerido para permitir um melhor controlo da infeção em infecções graves envolvendo osteomielite do neurocrânio e da órbita.

> O oxigénio hiperbárico, como adjuvante dos cuidados habituais, tem sido associado a uma menor necessidade de cirurgia de grande porte na osteomielite crónica aguda e secundária dos maxilares.

> Foi demonstrado que o oxigénio hiperbárico associado aos cuidados padrão melhora a sobrevivência e o controlo da infeção na zigomicose, especialmente em doentes diabéticos.[25,26]

O oxigénio hiperbárico tem o potencial de ser um adjuvante muito útil no tratamento de infecções em cirurgia de cabeça e pescoço; no entanto, ainda faltam ensaios cuidadosamente concebidos, evitando o viés metodológico devido à grande variabilidade de doentes, agentes infecciosos, resistência aos antibióticos, factores do hospedeiro, etc., que são necessários para alargar a evidência desta modalidade terapêutica.[1,7,25]

FIGURAS:

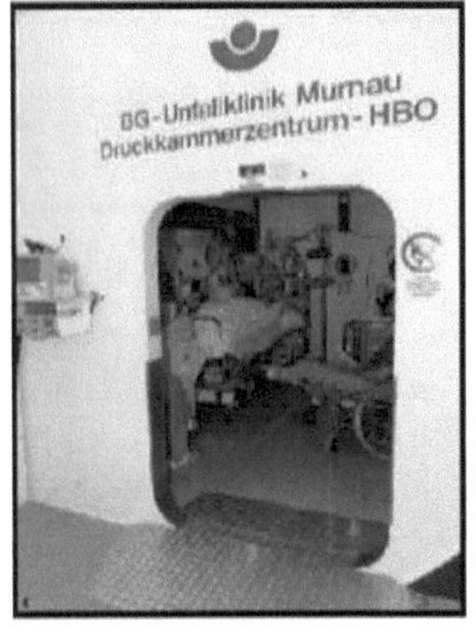

(Fig. 1)

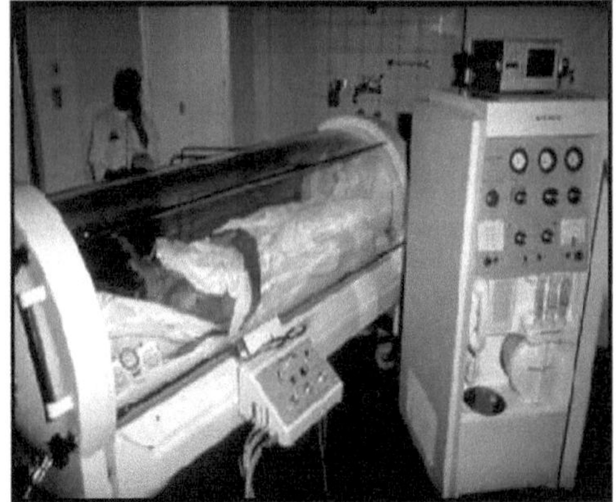

(Fig. 2)

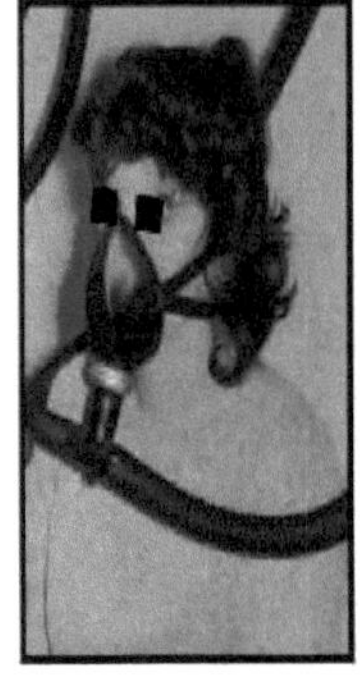

(Fig. 3)

(Fig. 4)

CAPÍTULO 13

OSTEOMIELITE DA ARTICULAÇÃO TEMPOROMANDIBULAR

A osteomielite da articulação temporomandibular (ATM) é uma condição muito rara e ocorre maioritariamente em conjunto com osteomielite noutros locais da mandíbula, como resultado da disseminação local da infeção óssea. A osteomielite solitária na ATM, sem envolvimento de outras partes dos ossos maxilares, é ainda mais rara e existem apenas alguns relatos de casos.[6] Dados epidemiológicos sobre o envolvimento da ATM na osteomielite são difíceis de obter porque a maioria dos estudos que tratam da osteomielite dos maxilares não menciona o côndilo mandibular separadamente.[1]

Patogénese

1. **Osteomielite crónica primária da articulação temporomandibular**

Uma teoria comum é uma resposta imunitária exagerada desencadeada por uma infeção de baixo grau.[4] Uma infeção de origem dentária parece ser improvável, uma vez que a osteomielite crónica primária também foi observada em indivíduos edêntulos, bem como em doentes sem foco dentário. Num estudo recolhido no Departamento de Cirurgia Craniomaxilofacial em Zurique, 37% dos pacientes com osteomielite crónica primária diagnosticada demonstraram dor na ATM na história clínica.[1]

2. **Osteomielite crónica aguda e secundária da articulação temporomandibular**

A presumível etiologia e patogénese da osteomielite crónica aguda e secundária da ATM não difere de outros casos de osteomielite supurativa dos ossos maxilares. A ATM é maioritariamente infetada *per continuitatem* a partir de um ângulo mandibular e ramo ascendente infectados. A apresentação de osteomielite solitária da ATM pode, no entanto, ter outras causas, como artrite supurativa, otite externa maligna e inoculação local iatrogénica de microrganismos.[2]

Achados clínicos: A maioria dos doentes com osteomielite da ATM apresenta dor miofacial. Outros sinais são o inchaço da região pré-auricular, a redução da abertura da boca causada pela inflamação da ATM, a inflamação dos músculos mastigatórios e os distúrbios da oclusão. Além disso, pode ocorrer a formação de abcessos e fístulas. Homem de 25 anos com osteomielite crónica secundária do ângulo e côndilo mandibular direito: Apresentação clínica inicial com inchaço perimandibular e pré-auricular difuso combinado com trismo.[3] (Fig. 1)

Diagnóstico por imagem: Os princípios de diagnóstico por imagem não são diferentes dos utilizados nos casos de osteomielite que envolvem outras partes dos maxilares e, por conseguinte, também podem ser aplicados na investigação radiológica de casos com envolvimento da ATM.[4]

Exame histológico

Os exames histológicos são obrigatórios para confirmar o diagnóstico e excluir outras patologias. Nos casos suspeitos de osteomielite solitária da ATM, a possibilidade de uma doença maligna primária ou metastática deve ser excluída por confirmação histológica.[5]

Complicação

À semelhança da osteomielite crónica secundária que envolve outras partes do maxilar, a formação de abcessos e fístulas também ocorre quando a infeção afecta a ATM e os tecidos moles peri-articulares. Osteomielite crónica secundária da articulação temporomandibular esquerda: A RM axial demonstra um abcesso na região pré-auricular esquerda (área hipointensa) rodeado por infiltração tecidular difusa (área hiperintensa) envolvendo o músculo pterigoide lateral esquerdo.[6] (Fig.2)

A destruição das superfícies articulares pode eventualmente resultar em anquilose fibrosa ou óssea com desarranjos permanentes da oclusão. Foi descrita uma complicação muito rara de osteomielite crónica primária associada à síndrome SAPHO com envolvimento da ATM, que causa surdez súbita.[9]

Terapia

Quando a ATM é afetada por uma osteomielite crónica primária ou secundária, devem ser tomadas as três decisões seguintes:[7]

1. Terapia conservadora ou cirúrgica (por exemplo, ressecção do côndilo)
2. Reconstrução imediata ou secundária da ATM após ressecção cirúrgica
3. Substituição da articulação aloplástica ou autógena

1. Terapia conservadora ou cirúrgica

Nos casos de osteomielite crónica primária e secundária envolvendo a ATM, os princípios da terapia são basicamente os mesmos que na osteomielite envolvendo outras regiões da mandíbula. Se a terapêutica cirúrgica for considerada uma opção, a ressecção do côndilo é maioritariamente o procedimento de escolha em casos avançados, porque é a forma mais eficiente ou, na maioria dos casos, a única forma de assegurar um desbridamento completo do tecido ósseo infetado; no entanto, se possível, uma abordagem cirúrgica mais conservadora deve ser sempre considerada uma opção.[7 8] Nos poucos casos de osteomielite crónica secundária solitária que afetam a ATM, foi realizado o desbridamento ou ressecção do côndilo.[6]

Obwegeser (1960) descreveu uma reconstrução primária da ATM e do ramo ascendente com crista ilíaca após ressecção num caso de osteomielite crónica secundária. Reconstrução imediata ou secundária da articulação temporomandibular após ressecção.[12]

Experiências recentes têm encorajado os autores a favorecer a reconstrução imediata da ATM no mesmo procedimento, mesmo em casos infecciosos. Apesar de a reconstrução simultânea nestes casos comportar um risco significativo de infeção do implante ou transplante inserido, este protocolo tem a vantagem da reconstrução imediata das dimensões anatómicas, o que facilita eventuais reconstruções posteriores.[12]

Se a ressecção condilar for efectuada sem compensação (temporária) do espaço morto criado com um espaço reservado (por exemplo, prótese condilar), as forças do tecido cicatricial irão inevitavelmente destruir a altura vertical posterior e, consequentemente, criar uma situação de mordida aberta. Isto cria uma condição prévia muito difícil para outros procedimentos reconstrutivos definitivos.[12]

2. Modalidades de reconstrução

Existem duas modalidades principais de reconstrução da ATM: a autógena e a aloplástica. Até à data, o método de reconstrução mais adequado continua a ser uma questão controversa na literatura.

1. Reconstrução autógena

a) Enxertos livres

No passado, foram utilizados vários tecidos autógenos para o enxerto de substituição livre do côndilo mandibular: osso ilíaco; clavícula e articulação esterno-clavicular; cabeça da fíbula; osso metatársico; articulação metatarsofalângica; e enxerto costocondral (Lindqvist 1986). Sir Harold Gilles descreveu este procedimento na década de 1920.[9 10]

As vantagens do enxerto costocondral são (Perrott et al. 1994; Saeed e Kent 2003) [13 14]

1. Compatibilidade biológica, sem possibilidade de reação de corpos estranhos
2. Semelhança com a anatomia condilar
3. Adaptabilidade funcional do tecido que permite um certo grau de remodelação
4. Potencial de crescimento
5. Morbilidade mínima no local do dador

As principais **desvantagens** do enxerto costocondral são:

(1) Crescimento imprevisível com potencial de crescimento excessivo,

(2) A possibilidade de reanquilose quando utilizada para o tratamento de anquilose.

b) Enxertos vascularizados

O retalho vascularizado livre do metatarso e o retalho microvascular livre da fíbula são exemplos de enxertos vascularizados utilizados com frequência para a substituição do côndilo mandibular.[13 17]

2. Reconstrução aloplástica

Basicamente, podem distinguir-se três tipos principais de próteses da ATM: [16]

(1) A prótese da fossa-eminência da ATM;

(2) A prótese condilar da ATM; e

(3) A prótese articular total da ATM

a) Prótese condilar

A prótese condilar é fixada por uma placa metálica aparafusada à mandíbula. Variando a extensão da placa, pode ser utilizada para uma substituição condilar única ou combinada com uma reconstrução mais complexa da mandíbula devido a ressecções mais extensas.[12] (Fig. 3)

Duas variantes da prótese condilar provisória MODUS: [12]

a) Dispositivo de substituição condilar singular,

b) Prótese condilar fixada a uma placa de reconstrução de 2,5 mm que permite reconstruções mais alargadas.

Um dos principais problemas destas próteses não ósseas é que o atrito do componente metálico contra a cartilagem articular pode provocar a absorção do desgaste da cartilagem, levando à perfuração do teto da fossa com exposição da fossa craniana média.[8 11 16]

b) Prótese Total da Articulação Temporomandibular

As primeiras próteses totais da ATM foram desenvolvidas na década de 1960. Nas últimas quatro décadas, três problemas desempenharam um papel consistente e decisivo: [17]

(1) Resistência ao desgaste e detritos de desgaste;

(2) Colocação da prótese; e

(3) Função das próteses.

Vantagens da prótese total da articulação temporomandibular em comparação com os enxertos autógenos (Modificado após Saeed et al. 2002; Mercuri e Anspach 2003) [11 15]

1. Melhor reprodução da anatomia da articulação
2. Sem morbilidade da zona dadora
3. Tempo de funcionamento mais curto
4. Redução da possibilidade de reanquilose
5. Início imediato da fisioterapia

Desvantagens da prótese aloplástica em relação aos enxertos autógenos

(Modificado de Saeed et al. 2002; Mercuri e Anspach 2003) [11 15]

1. Reação de corpo estranho de células gigantes devido a partículas de desgaste
2. Problemas de estabilidade a longo prazo (fratura ou deslocação do implante devido à perda de parafusos)
3. Implantes caros
4. Falta de crescimento que impede a utilização em crianças
5. Alergias ao material da prótese

FIGURAS:

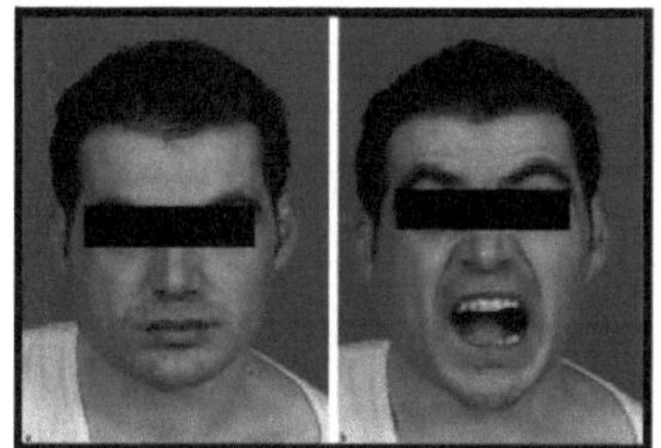

(Fig. 1)

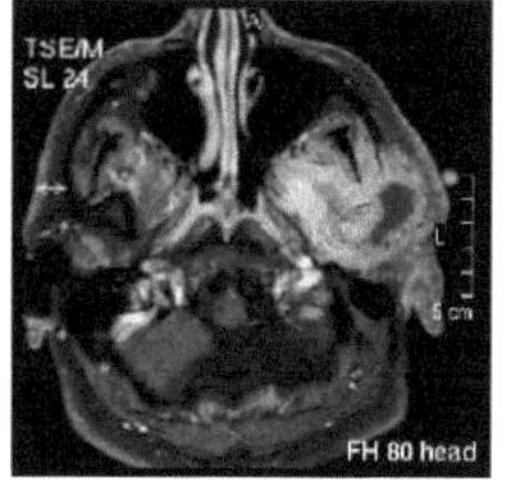

(Fig. 2)

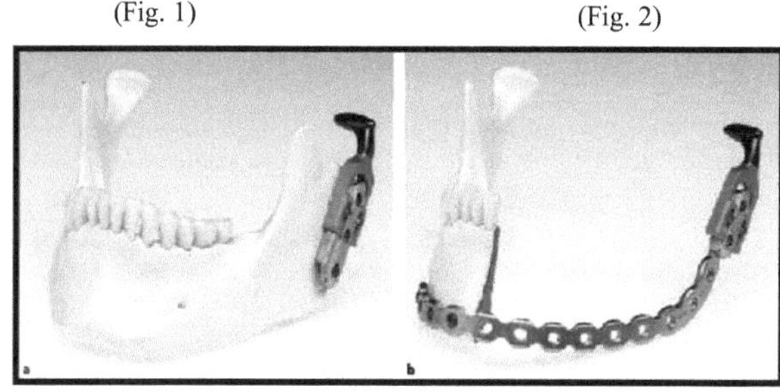

(Fig. 3)

REFERÊNCIAS

1. Adekeye EO. Relatório e revisão da osteomielite da mandíbula. Nigerian Med J 1976;
2. 6(4):477-485
3. Adekeye EO, Cornah J. Osteomielite dos maxilares: uma revisão de 141 casos. Br J Oral Maxillofac Surg 1985; 23(1):24-35
4. **Baltensperger** M. Uma **análise retrospetiva de** 290 casos de osteomielite tratados nos últimos 30 anos no **Departamento de** Cirurgia Crânio-Maxilo-Facial **de** Zurique**, com** reconhecimento especial **da classificação. Dissertação de Mestrado,** Zurique**, 2003**
5. Hudson JW. Osteomielite **dos** maxilares**:** uma perspetiva de 50 anos. **J** Oral **Maxillofac** Surg **1993;** 51(12):1294-1301
6. **MarxRE.Osteoradionecrose**: **um** novo **conceito** de sua fisiopatologia**.** J **Oral Maxilofac** Surg
7. 1983; **41**(5)**:**283-288
8. Taher AA. **Osteomielite** da **mandíbula** em **Teerão**, Irão. Análise **de** 88 casos**.** Oral Surg Oral **Med Oral** Pathol **1993;** 76(**1**):28-31
9. Topazian **RG.** Osteomielite **dos maxilares**. **Em Topazian** RG, **Goldberg** MH**,** Hupp **JR** (**eds**) Oral and **Maxillofacial Infections**. Filadélfia, Saunders**, 2002, pp** 214-242
10. Amler M. Patogénese das feridas de extração perturbadas. J Oral Surg 1973; 31:666
11. Bernier S, Clermont S, Maranda G, Turcotte JY. Osteomielite dos maxilares. J Can Dent Assoc 1995; 61(5):441-442, 445-448
12. Brandt J, Braun J, Konig H, Sieper J. Síndrome SAPHO: 2 relatos de casos. Actuelle Radiol 1995; 93:56-58
13. Carlson ER Osteomielite crónica não supurativa: conceitos actuais. Oral Maxillofac Surg Knowledge Update 1994; 1:61
14. Chamot AM, Kahn MF. A síndrome de Sapho. Z Rheumatol 1994; 53:234-242
15. Eyrich GK, Harder C, Sailer HF, Langenegger T, Bruder E, Michel BA. Osteomielite crónica primária associada a sinovite, acne, pustulose, hiperostose e osteíte (síndrome SAPHO). J Oral Pathol Med. 1999; 28(10):456-464
16. Eyrich GK, Langenegger T, Bruder E, Sailer HF, Michel BA. Osteomielite esclerosante crónica difusa e síndrome de sinovite, acne, pustulose, hiperostose, osteíte (SAPHO) em duas irmãs. Int J Oral Maxillofac Surg 2000; 29(1):49-53
17. Eyrich GK, Baltensperger MM, Bruder E, Graetz KW. Osteomielite crónica primária na infância e adolescência: uma análise retrospetiva de 11 casos e revisão da literatura.J Oral Maxillofac Surg 2003; 61(5):561-573
18. Fleuridas G, Teysseres N, Ragot JP, Chikhani L, Favre-Dauvergne E. Osteomielite esclerosante difusa

da mandíbula e síndrome SAPHO. Rev Stomatol Chir Maxillofac 2002; 103(2):96-104

19. Garcia-Mann F, Iriarte-Ortabae JI, Reychler H. Osteomielite esclerosante difusa crónica da mandíbula ou localização mandibular da síndrome SAPHO. Ata Stomatol Belg 1996;93:65-71
20. Hjorting-Hansen E. Alveolite sicca dolorosa (alvéolo seco): frequência de ocorrência e tratamento com tripsina. J Oral Surg 1960; 18:401
21. Hjorting-Hansen E. Decortication in treatment of osteomyelitis of the mandible (Decorticação no tratamento da osteomielite da mandíbula). Oral Surg Oral Med Oral Pathol 1970; 29(5):641-655
22. Hudson JW. Osteomielite dos maxilares: uma perspetiva de 50 anos. J Oral Maxillofac Surg 1993; 51(12):1294-1301
23. Jacobsson S, Dahlen G, Moller AJ. Investigação bacteriológica e serológica na osteomielite esclerosante difusa (DSO) da mandíbula. Oral Surg Oral Med Oral Pathol 1982; 54(5):506-512
24. Jacobsson S. Osteomielite esclerosante difusa da mandíbula. Int J Oral Surg 1984; 13(5):363-385
25. Kahn MF, Hayem F, Grossin M. A osteomielite esclerosante difusa da mandíbula faz parte do síndroma de sinovite, acne, pustulose, hiperostose, osteíte (SAPHO)? Análise de sete casos. Oral Surg Oral Med Oral Pathol 1994; 78:594-598
26. Kahn MF, Kahn MA. A síndrome SAPHO. In: Wright V e Helliwell PS (eds) Psoriatic arthritis. Bailliére's clinical rheumatology. Elsevier, Amesterdão, 1994, 333-362
27. Marx RE. Osteoradionecrose: um novo conceito da sua fisiopatologia. J Oral Maxillofac Surg 1983; 41(5):283-288
28. Marx RE. Osteomielite crónica dos maxilares. Oral Maxillofac Surg Clin North Am 1991; 3(2):367-381
29. Mercuri LG. Osteomielite aguda dos maxilares. Oral Maxillofac Surg Clin North Am 1991; 3(2):355-365
30. Meyer RA. Efeito da anestesia na incidência de osteíte alveolar. J Oral Surg. 1971; 29(10):724-726
31. Mittermayer CH. Oralpathologie. Schattauer, Estugarda, Nova Iorque, 1976
32. Pindborg JJ, Hjorting-Hansen E. Atlas das doenças dos maxilares. Munksgaard, Copenhaga, 1974, pp 156-157
33. Roldan JC, Terheyden H, Dunsche A, Kampen WU, Schroeder JO. Acne com osteomielite multifocal recorrente crónica envolvendo a mandíbula como parte da síndrome SAPHO: relato de caso. Br J Oral Maxillofac Surg 2001; 39(2):141-144
34. Ruggiero SL, Mehrotra B, Rosenberg TJ et al. Osteonecrose dos maxilares associada ao uso de bifosfonatos: uma revisão de 63 casos. J Oral Maxillofac Surg 2004; 62:527
35. Ruggiero SL, Gralow J, Marx RE, Hoff AO, Schubert MM, Huryn JM, Toth B, Damato K, Valero V. Orientações práticas para a prevenção, o diagnóstico e o tratamento da esteonecrose dos maxilares em doentes com cancro. J Oncol Pract 2006; 2(1):7-14
36. Schilling F. Osteomielite crónica multifocal recorrente. Rofo Fortschr Geb Rontgenstr Neuen Bildgeb Verfahr 1998; 168(2):115-127 [em alemão]
37. Schilling F. Síndrome SAPHO. Comentário sobre a contribuição de Coppenrath et al. alterações

esqueléticas inflamatórias da abertura torácica superior e da mandíbula. Radiologe 2000; 40(11):1110-1111 [em alemão]

38. Schilling F. Síndrome SAPHO. Enciclopédia Orphanet, outubro de 2004.
39. Schuknecht B, Valavanis A. Osteomielite da mandíbula. Neuroimagem Clin N Am 2003; 13(3):605-618
40. Schuknecht BF, Carls FR, Valavanis A, Sailer HF. Osteomielite mandibular: avaliação e estadiamento em 18 pacientes, utilizando ressonância magnética, tomografia computadorizada e radiografias convencionais. J Craniomaxilofac Surg 1997; 25(1):24-33
41. Shafer WG. Osteomielite esclerosante crónica. Cirurgia Oral 1957; 15:138-142
42. Shafer WG, Hine MK, Levy BM. A textbook of oral pathology, 3rd edn. Saunders, Filadélfia, 1974, pp 163-165
43. Suei Y, Tanimoto K, Taguchi A, Wada T, Ishikawa T. Osteomielite multifocal recorrente crónica envolvendo a mandíbula. Oral Surg Oral Med Oral Pathol 1994; 78(2):156-162
44. Suei Y, Tanimoto K, Taguchi A, Yamada T, Yoshiga K, Ishikawa T, Wada T. Possível identidade da osteomielite esclerosante difusa e da osteomielite multifocal recorrente crónica. Uma entidade ou duas. Oral Surg Oral Med Oral Pathol Oral Radiol Endod 1995; 80(4):401-408
45. Suei Y, Tanimoto K. Comentário ao artigo "Diffuse sclerosing osteomyelitis and florid osseous dysplasia" de Groot et al. (1996). Oral Surg Oral Med Oral Pathol Oral Radiol Endol 1996; 82(4):360-361
46. Suei Y, Taguchi A, Tanimoto K. Osteomielite esclerosante difusa da mandíbula: suas caraterísticas e possível relação com a síndrome de sinovite, acne, pustulose, hiperostose, osteíte (SAPHO). J Oral Maxillofac Surg 1996; 54(10):1194-2000
47. Topazian RG. Osteomielite dos maxilares. In: Topazian RG, Goldberg MH (eds) Oral and maxillofacial infections, 3rd edn. Saunders, Philadelphia, 1994, pp 251-288
48. Topazian RG. Osteomielite dos maxilares. In: Topazian RG, Goldberg MH, Hupp JR (eds) Oral and maxillofacial infections, 4th edn. Saunders, Philadelphia, 2002, pp 214-242
49. Van Merkesteyn JP, Groot RH, Bras J, Bakker DJ. Osteomielite esclerosante difusa da mandíbula: achados clínicos, radiográficos e histológicos em vinte e sete pacientes. J Oral Maxillofac Surg 1988; 46(10):825-829
50. Van Merkesteyn JP, Groot RH, Bras J, McCarroll RS, Bakker DJ. Osteomielite esclerosante difusa da mandíbula: um novo conceito de sua etiologia. Oral Surg Oral Med Oral Pathol 1990; 70(4):414-419
51. Whyte MP, Wenkert D, Clements KL et al. Osteopetrose induzida por bisfosfonatos. N Engl J Med 2003; 349:457

52. Bernier S, Clermont S, Maranda G, Turcotte JY. Osteomielite dos maxilares. J Can Dent Assoc 1995; 61(5):441-442, 445-448
53. Hjorting-Hansen E. Alveolite sicca dolorosa (alvéolo seco): frequência de ocorrência e tratamento com tripsina. J Oral Surg 1960; 18:40

54. Hjorting-Hansen E. Decortication in treatment of osteomyelitis of the mandible (Decorticação no tratamento da osteomielite da mandíbula). Oral Surg Oral Med Oral Pathol 1970; 29(5):641-655
55. Hudson JW. Osteomielite dos maxilares: uma perspetiva de 50 anos. J Oral Maxillofac Surg 1993; 51(12):1294-1301
56. Marx RE. Osteoradionecrose: um novo conceito da sua fisiopatologia. J Oral Maxillofac Surg 1983; 41(5):283-288
57. Marx RE. Osteomielite crónica dos maxilares. Oral Maxillofac Surg Clin North Am 1991; 3(2):367-381
58. Marx RE, Carlson ER, Smith BR, Toraya N. Isolamento de espécies de *Actinomyces* e *Eikenella corrodens* de pacientes com osteomielite esclerosante difusa crónica. J Oral Maxillofac Surg 1994; 52(1):26-34
59. Mercuri LG. Osteomielite aguda dos maxilares. Oral Maxillofac Surg Clin North Am 1991; 3(2):355-365
60. Panders AK, Hadders HN. Inflamações esclerosantes crónicas do maxilar. Osteomielite sicca (Garre), osteomielite esclerosante crónica com estrutura trabecular de malha fina e osteomielite esclerosante muito densa. Oral Surg Oral Med Oral Pathol 1970; 30:396-412
61. Schelhorn P, Zenk W. Clínica e terapia da osteomielite do maxilar inferior. Stomatol DDR 1989; 39(10):672-676
62. Topazian RG. Osteomielite dos maxilares. In: Topizan RG, Goldberg MH (eds) Oral and maxillofacial infections, 3rd edn. Saunders, Philadelphia, 1994, pp 251-288
63. Topazian RG. Osteomielite dos maxilares. In: Topizan RG, Goldberg MH, Hupp JR (eds) Oral and maxillofacial infections, 4th edn. Saunders, Philadelphia, 2002, pp 214-242
64. Wassmund M. Lehrbuch der praktischen Chirurgie des Mundes und der Kiefer. Meusser, Leipzig, 1935
65. Baltensperger MM. Uma análise retrospetiva de 290 casos de osteomielite tratados nos últimos 30 anos no Departamento de Cirurgia Crânio-Maxilo-Facial de Zurique com reconhecimento especial da classificação. Tese de Medicina, Universidade de Zurique, 2003
66. Baltensperger M, Grätz K, Bruder E, Lebeda R, Makek M, Eyrich G. A osteomielite crónica primária é uma doença uniforme? Proposta de uma classificação baseada numa análise retrospetiva de pacientes tratados nos últimos 30 anos. J Craniomaxilofac Surg 2004; 32:43-50
67. Brook I. Microbiologia e tratamento de infecções faciais profundas e síndrome de Lemierre. ORL 2003, 65:117-120
68. Clover MJ, Barnard JDW, Thomas GJ, Brennan PA. Osteomielite da mandíbula durante a gravidez. Br J Oral Maxillofac Surg 2005; 43:261-263
69. Eyrich G, Harder C, Sailer HF, Langenegger T, Bruder E, Michel BA. Osteomielite crónica primária associada a sinovite, acne, pustulose, hiperostose e osteíte (síndrome SAPHO). J Oral Pathol Med 1999; 28:456-464

70. Eyrich G, Baltensperger M, Bruder E, Graetz K. Osteomielite crónica primária na infância e adolescência: uma análise retrospetiva de 11 casos e revisão da literatura. J Oral Maxillofac Surg 2003; 61:561-573
71. Holmberg K. Métodos de diagnóstico da actinomicose humana. Microbiol Sci 1987; 4:72
72. Hovi L, Saarinen UM, Donner U, Lindquist C. Osteomielite oportunista nos maxilares de crianças em quimioterapia imunossupressora. J Pediatr Hematol Oncol 1995; 18:90-94
73. Hudson JW. Osteomielite dos maxilares: uma perspetiva de 50 anos. J Oral Maxillofac Surg 1993; 51:1294-1301
74. Jousimies-Somer HR, Summanen P, Citron DM, Baron EJ, Wexler HM, Finegold SM. Anaerobic bacteriology manual, 6th edn. Star Publishing Company, Califórnia, 2002
75. Jousimies-Somer HR, Summanen PH, Wexler HM, Finegold SM, Gharbia SE, Shah HN. *Bacteroides*, *Porphyromonas*, *Prevotella*, *Fusobacterium* e outras bactérias anaeróbias Gram-negativas. In: Murray PR, Baron EJ, Jorgensen JH, Pfaller MA, Yolken RH (eds) Manual of clinical microbiology, 8th edn. Washington D.C., 2003, pp 880-901
76. Lambert FW Jr, Brown JM, George LK. Identificação de *Actinomyces isarelii* e *Actinomyces naeslundii* por anticorpos fluorescentes e técnicas de difusão em gel de ágar. J Bacteriol 1967; 94:1287
77. Loh FC, Ling SY. Osteomielite aguda da maxila no recém-nascido. J Laryngol Otol 1993; 107:627-628
78. Marx RE. Osteomielite crónica dos maxilares. Oral Maxillofac Surg Clin North Am 1991; 3(2):367-381
79. Marx RE, Carlson ER, Smith BR, Toraya N. Isolamento de espécies de *Actinomyces* e *Eikenella corrodens* de pacientes com osteomielite esclerosante crónica difusa. J Oral Maxillofac Surg 1994;52:26-33
80. Marx RE. Discussão. Osteomielite esclerosante difusa da mandíbula. Suas caraterísticas e possível relação com a síndrome de sinovite, acne, pustulose, hiperostose, osteíte (SAPHO). J Oral Maxillofac Surg 1996; 54:1199-2000
81. Peterson LR, Thomson RB Jr. Utilização do laboratório de microbiologia clínica para o diagnóstico e tratamento de doenças infecciosas relacionadas com a cavidade oral. Infect Dis Clin North Am1999; 13:775-795
82. Russo TA. Agentes da actinomicose. In: Mandell GL, Bennett JE, Dolin R (eds) Principles and practice of infectious diseases 6th edn. Elsevier Churchill Livingstone, Filadélfia, 2005, pp 2924-2934
83. Topazian RG. Osteomielite dos maxilares. In: Topizan RG, Goldberg MH, Hupp JR (eds) Oral and maxillofacial infections, 4th edn. Saunders, Philadelphia, 2002, pp 214-242
84. Tzianabos AO, Kasper DL. Infecções por anaeróbios: conceitos gerais. In: Mandell GL, Bennett JE, Dolin R (eds) Principles and practice of infectious diseases 6th edn. Elsevier Churchill Livingstone, Filadélfia, 2005, pp 2810-2816
85. Wilson M. Microbial inhabitants of humans. Their ecology and role in health and disease. Cambridge University Press, Reino Unido, 2005

86. Baltensperger M, Gratz K, Bruder E, Lebeda R, Makek M, Eyrich G. A osteomielite crónica primária é uma doença uniforme? Proposta de uma classificação baseada numa análise retrospetiva de pacientes tratados nos últimos 30 anos. J Craniomaxillofac Surg 2004; 32(1):43-50
87. Chaudhary S, Kalra N, Gomber S. Osteomielite tuberculosa da mandíbula: relato de um caso numa criança de 4 anos de idade. Oral Surg Oral Med Oral Pathol Oral Radiol Endod 2004; 97:603-606
88. 0Eyrich GK, Langenegger T, Bruder E, Sailer HF, Michel BA. Osteomielite esclerosante crónica difusa e síndrome de sinovite, acne, pustulose, hiperostose, osteíte (SAPHO) em duas irmãs. Int J Oral Maxillofac Surg 2000; 29:49-53
89. Eyrich GKH, Baltensperger MM, Bruder E, Graetz KW. Osteomielite crónica primária na infância e adolescência: análise retrospetiva de 11 casos e revisão da literatura.J Oral Maxillofac Surg 2003; 61:561-573
90. **Goldwasser** BR, **Chuang SK**, Kaban **LB,** August M. **Avaliação** dos factores **de risco** para o **desenvolvimento** de **osteorradionecrose**. J Oral **Maxillofac Surg** 2007; **65:**2311-2316
91. Jani **L**, Remagen **W**. **Osteomielite crónica** primária. Int Orthop **(SICOT) 1983;** 7:79-83
92. Mercuri **LG.** Osteomielite aguda **dos maxilares**. **Oral** Maxillofac Surg Clin North **Am 1991;** 3(2):355-365
93. Marx **RE**. Osteomielite crónica dos maxilares**. Oral Maxillofac** Surg Clin North **Am** 1991; 3(2):367-381
94. **Montonen M**, **Li** TF, **Lukinmaa** PL, Sakai E, **Hukkanen** M, **Sukura A,** Konttinen **YT**. **RANKL** e catepsina **K** na **osteomielite** esclerosante difusa da **mandíbula. J** Oral Pathol Med **2006;** 35:620-625
95. **Reid IR**, Bolland **MJ**. A **osteonecrose da mandíbula** associada a bisfosfonatos **é causada por** toxicidade dos tecidos **moles?** Bone 2007; 41:318-320
96. **Taylor** RG, **Booth DF**. Osteomielite **tuberculosa da** mandíbula; relato de um **caso. Oral** Surg Oral **Med** Oral **Pathol** 1964; **18:**7-13
97. Adekeye EO, Cornah J. Osteomielite dos maxilares: uma revisão de 141 casos. Br J Oral Maxillofac Surg 1985; 23(1):24-35
98. Chiandussi S, Biasotto M, Dore F et al. Clínica e diagnóstico por imagem da osteonecrose dos maxilares associada a bisfosfonatos. Dentomaxilofac Radiol 2006; 35:236-243
99. DaviesAM,HughesDE,GrimerRTJ.Intramedullary andxtramedullaryfatglobulesonMRI as a diagnostic sign for osteomyelitis. Eur Radiol 2005; 15:2194-2199
100. Flygare L, Norderyd J, Kubista J, Ohlsson J, Vallo-Christiansen J, Magnusson B. Osteomielite multifocal recorrente crónica envolvendo ambos os maxilares: relato de um caso com correlação de ressonância magnética. Oral Surg Oral Med Oral Pathol Oral Radiol Endod 1997; 83(2):300-305
101. IdaM,TetsumuraA,KurabayashiT,SasakiT.Periostealnewboneformationinthewshaws:a computedtomographicstudy.DentomaxillofacRadiol1997;26:169-176
102. KanedaT,MinamiM,Ozawa K,AkimotoY,UtsunomiyaT,YamamotoH,SuzukiH,Sasaki Y.Magneticresonanceimagingofosteomyelitisinthemandible.Comparativestudywithother

radiologicmodalities.OralSurgOralMedOralPatholOralRadiolEndod1995;79:634-640

103. LeeK,KanedaT, MoriS,MinamiM,MotohashiJ,YamashiroM.Ressonância magnética de mandíbula normal e com osteomielite: avaliação da sequência de recuperação de inversão de tempo curto.OralSurgOralMedOralPatholOralRadiolEndod2003;96(4):499-507

104. Nortje CJ, Wood RE, Grotepass F. Periostite ossificante versus osteomielite de Garre. Parte II: Análise radiológica de 93 casos de maxilares. OralSurgOralMedOralPathol1988;66(2):249-260

105. OrpeEC,LeeL,PharaohMJ.Aradiologicalanalysisofchronicsclerosingosteomyelitisofthe mandible.DentomaxillofacRadiol1996;25:125-129

106. OsbornAG,HanafeeWH,MancusoAA.Anatomia normal e patológica da mandíbula. Pictorialessay.AJR1982;139:555-559

107. Phal PM, Myal RWT, Assael LA et al. Achados imagiológicos da osteonecrose dos maxilares associada a bisfosfonatos.AmJNeuroradiol2007;28:1139-1145

108. Probst FP, Björksten B, Gustavson KH. Aspeto radiológico da osteomielite multifocal crónica recorrente.AnnRadiol(Paris)1978;21:115-125

109. RohlinM.Valor diagnóstico da cintigrafia óssea na osteomielite da mandíbula.OralSurg OralMedOralPathol1993;75:650-657

110. Schuknecht BF, Carls FR, Valavanis A, Sailer HF. Osteomielite mandibular: avaliação e estadiamento em 18 pacientes, utilizando ressonância magnética, tomografia computadorizada e radiografias convencionais.JCraniomaxillofacSurg1997;25(1):24-33

111. Schulze D, Blessmann M, Pohlenz P, Wagner KW, Heiland M. Critérios de diagnóstico para a deteção de osteomielite mandibular através de tomografia computorizada de feixe cónico. Dentomaxillofac Radiol2006;35(49):232-235

112. Seabold JE, Simonson TM, Weber PC et al. Cranial osteomyelitis: diagnosis and follow-up with In-111 blood cell and TC-99m methylene diphosphonate bone SPECT, CT and MRI imaging. Radiologia 1995; 196:779-788

113. Termaat MF, Raijmakers P, Scholten HJ et al. A precisão do diagnóstico por imagem para a avaliação da osteomielite crónica: uma revisão sistemática e meta-análise. J Bone Joint Surg 2005; 87(11):2464-2471

114. Tsuchimochi M, Higashino N, Okano A, Kato J. Estudo da cintigrafia combinada de difosfonato de tecnécio 99m metileno e citrato de gálio 67 na osteomielite esclerosante difusa da mandíbula: relatos de casos. J Oral Maxillofac Surg 1991; 49(8):887-897

115. Van Merkesteyn JP, Groot RH, Bras J, Bakker DJ. Osteomielite esclerosante difusa da mandíbula: achados clínicos, radiográficos e histológicos em vinte e sete pacientes. J Oral Maxillofac Surg 1988; 46(10):825-829

116. Weber PC, Seabold JE, Graham SM, Hoffmann HH, Simonson TM, Thompson BH. Avaliação da osteomielite temporal e facial por cintigrafia SPECT óssea In-WBC/Tc-99m-MDP simultânea e tomografia computorizada. Otolaryngol Head Neck Surg 1995; 113(1):36-41

117. Wood RE, Nortje CJ, Grotepass F, Schmidt S, Harris AM. Periostite ossificante versus

osteomielite de Garre. Parte I. O que é que Garre realmente disse? Oral Surg Oral Med Oral Pathol 1988; 65(6):773-777

118. Worth HM, Stoneman DW. Osteomielite, doença maligna e displasia fibrosa. Algumas semelhanças e diferenças radiológicas. Dental Radiogr Photogr 1977; 50:1-9

119. Yamada M, Matsuzaka T, Uetani M et al. Conversão normal da medula óssea na mandíbula relacionada com a idade: Achados de imagem por RM. AJR 1995; 165:1223-1228

120. Yoshiura K, Hijiya T, Ariji E, Sa'do B, Nakayama E, Higuchi Y, Kubo S, Ban S, Kanda S. Padrões radiográficos de osteomielite na mandíbula. Correlação entre película plana e TC. Oral Surg Oral Med Oral Pathol 1994; 78(1):116-12

121. Zebedin D, Fotter R, Reittner P, Preidler KW, Mache C, Szolar DH. Osteomielite multifocal recorrente crónica do maxilar inferior. 1998; 169(5):551-554

122. Gold R. Diagnóstico de osteomielite. Pediatr Rev 1991; 12:292

123. Handmaker H, Leonards R. A cintilografia óssea na doença inflamatória do osso. Semin Nucl Med 1976; 6:95

124. Hardt N. Osteomielite: cintigrafia. Estudos cintigráficos ósseos na osteomielite dos maxilares. Sociedade de Medicina Veterinária 1991; 101 (3):318-327

125. Hofer B, Hardt N, Vögeli E, Kinser J. Uma abordagem de diagnóstico às lesões líticas da mandíbula. Radiologia esquelética 1985; 14:164

126. Körner T, Kreusch T, Bohuslavizki KH, Brinkmann G, Könlein S. Ressonância magnética vs cintigrafia tridimensional no diagnóstico e monitorização da osteomielite mandibular. Mund Kiefer Gesichtschir 1997; 1(6):324-327

127. Mercuri LG. Osteomielite aguda dos maxilares. Oral Maxillofac Surg Clin North Am 1991; 3(2):355-365

128. Rohlin M. Valor diagnóstico da cintigrafia óssea na osteomielite da mandíbula. Oral Surg Oral Med Oral Pathol 1993; 75:650-657

129. Schuknecht BF, Carls FR, Valavanis A, Sailer HF. Osteomielite mandibular: avaliação e estadiamento em 18 pacientes, utilizando ressonância magnética, tomografia computadorizada e radiografias convencionais. J Craniomaxilofac Surg 1997; 25(1):24-33

130. Topazian RG. Osteomielite dos maxilares. In: Topizan RG, Goldberg MH, Hupp (eds) Oral and maxillofacial infections. Saunders, Filadélfia, 2002, pp 214-242

131. Tsuchimochi M, Higashino N, Okano A, Kato J. Estudo da cintigrafia combinada de difosfonato de tecnécio 99m metileno e citrato de gálio 67 na osteomielite esclerosante difusa da mandíbula: relatos de casos. J Oral Maxillofac Surg 1991; 49:887-897

132. Weber PC, Seabold JE, Graham SM et al. Avaliação da osteomielite temporal e facial por cintigrafia SPECT óssea e tomografia computorizada In-WBC/Tc-99m-MDP simultâneas. Otolaryngol Head Neck Surg 1995; 113:36-41

133. Crymes WB, Demos H, Gordon L. Deteção de infeção músculo-esquelética com 18F-FDG PET: revisão da literatura atual. J Nucl Med Technol 2004; 32(1):12-15

134. De Winter F, Vogelaers D, Gemmel F, Dierckx RA. Promising role of 18-F-fluoro-D-deoxyglucose positron emission tomography in clinical infectious diseases. Eur J Clin Microbiol Infect Dis2002; 21(4):247-257

135. Goerres GW, Stoeckli SJ, Schulthess GK von, Steinert HC. FDG PET para o melanoma maligno da mucosa da cabeça e do pescoço.

136. Guhlmann A, Brecht-Krauss D, Suger G, Glatting G, Kotzerke J, Kinzl L, Reske SN. Fluorine-18-FDG PET and technetium- 99m antigranulocyte antibody scintigraphy in chronic osteomyelitis. J Nucl Med 1998b; 39(12):2145-2152

137. Hakim SG, Bruecker CW, Jacobsen HC, Hermes D, Lauer I, Eckerele S, Froehlich A, Sieg P. O valor da FDG-PET e da cintigrafia óssea com SPECT no diagnóstico primário e no acompanhamento de pacientes com osteomielite crónica da mandíbula [In Process Citation]. Int J Oral Maxillofac Surg 2006; 35(9):809-816

138. Kaim AH, Weber B, Kurrer MO, Gottschalk J, Schulthess GK von, Buck A. Quantificação autoradiográfica da captação de 18F-FDG em abcessos experimentais de tecidos moles em ratos. Radiologia 2002; 223(2):446-451

139. Kallicke T, Schmitz A, Risse JH, Arens S, Keller E, Hansis M, Schmitt O, Biersack HJ, Grunwald F. Fluorine-18 fluorodeoxyglucose PET in infectious bone diseases: results of Histologically confirmed cases. Eur J Nucl Med 2000; 27(5):524-528

140. Keidar Z, Militianu D, Melamed E, Bar-Shalom R, Israel O. The diabetic foot: initial experience with 18F-FDG PET/CT. J Nucl Med 2005; 46(3):444-449

141. Kohlfuerst S, Igerc I, Lind P. FDG PET helpful for diagnosing SAPHO syndrome. Clin Nucl 2003; 28(10):838-839

142. Koort JK, Makinen TJ, Knuuti J, Jalava J, Aro HT. Comparative 18F-FDG PET of experimental *Staphylococcus aureus* osteomyelitis and normal bone healing. J Nucl Med 2004; 45(8):1406-1411

143. Lewis PJ, Salama A. Uptake of fluorine-18-fluorodeoxyglucose in sarcoidosis (Captação de flúor-18-fluorodesoxiglicose na sarcoidose). J Nucl Med 1994; 35:1647-1649

144. Love C, Tomas MB, Tronco GG, Palestro CJ. FDG PET de infeção e inflamação. Radiografia 2005; 25(5):1357-1368

145. Meller J, Koster G, Liersch T, Siefker U, Lehmann K, Meyer I, Schreiber K, Altenvoerde G, Becker R. Chronic bacterial osteomyelitis: prospective comparison of (18)F-FDG imaging with a dual-head coincidence camera and (111)In-labelled autologous leucocyte scintigraphy. Eur J Nucl Med Mol Imaging 2002; 29(1):53

146. Meyer M, Gast T, Raja S, Hubner K. Aumento da acumulação de F-18 FDG numa fratura aguda. Clin Nucl Med 1994; 19(1):13-14

147. Pauwels EK, Sturm EJ, Bombardieri E, Cleton FJ, Stokkel MP. Positron-emission tomography with [18F]fluorodeoxyglucose. Parte I. Mecanismo bioquímico de captação e suas implicações para estudos clínicos. J Cancer Res Clin Oncol 2000; 126(10):549-559

148. Pichler R, Weiglein K, Schmekal B, Sfetsos K, Maschek W. Cintigrafia óssea com DPD Tc-99m e F18-FDG num doente com síndrome SAPHO. Scand J Rheumatol 2003; 32(1):58-60

149. Ravenel JG, Gordon LL, Pope TL, Reed CE. Captação de FDG-PET em fratura pélvica aguda oculta. Skeletal Radiol 2004; 33(2):99-101

150. Schmid DT, Stoeckli SJ, Bandhauer F, Huguenin P, Schmid S, Schulthess GK von, Goerres GW. Impacto da tomografia por emissão de positrões no estadiamento inicial e na terapêutica do carcinoma espinocelular avançado loco-regional da cabeça e do pescoço. Laryngoscope 2003; 113(5):888-891

151. Stumpe KD, Strobel K. 18F FDG-PET imaging in musculoskeletal infection. Q J Nucl Med Mol Imaging 2006; 50(2):131-14

152. Stumpe KD, Dazzi H, Schaffner A, Schulthess GK von. Imagiologia da infeção utilizando FDG-PET de corpo inteiro. Eur J Nucl Med 2000; 27(7):822-832

153. Sugawara Y, Braun DK, Kison PV, Russo JE, Zasadny KR, Wahl RL. Deteção rápida de infecções humanas com fluorine-18 fluorodeoxyglucose e tomografia por emissão de positrões: resultados preliminares. Eur J Nucl Med 1998; 25(9):1238-1243

154. Taylor IK, Hill AA, Hayes M et al. Imaging allergen-invoked airway inflammation in atopic asthma with [18F]-fluorodeoxyglucose and positron emission tomography. Lancet 1996; 347(9006):937-940

155. Termaat MF, Raijmakers PG, Scholten HJ, Bakker FC, Patka P, Haarman HJ. A precisão do diagnóstico por imagem para a avaliação da osteomielite crónica: uma revisão sistemática e meta-análise. J Bone Joint Surg Am 2005; 87(11):2464-2471

156. Yamada S, Kubota K, Kubota R, Ido T, Tamahashi N. Elevada acumulação de flúor-18-fluorodeoxiglucose no tecido inflamatório induzido pela terebintina. J Nucl Med 1995;36(7):1301-1306

157. Zhuang H, Duarte PS, Pourdehand M, Shnier D, Alavi A. Exclusão de osteomielite crónica com imagens de tomografia por emissão de positrões com F-18 fluorodeoxiglucose. Clin Nucl Med 2000; 25(4):281-284

158. Zhuang H, Sam JW, Chacko TK, Duarte PS, Hickeson M, Feng Q, Nakhoda KZ, Guan L, Reich P, Altimari SM, Alavi A. Normalização rápida da captação óssea de FDG após fracturas traumáticas ou cirúrgicas. Eur J Nucl Med Mol Imaging 2003; 30(8):1096-1103

159. Hudson JW. Osteomielite dos maxilares: uma perspetiva de 50 anos. J Oral Maxillofac Surg 1993; 51(12):1294-1301

160. Marx RE. Osteoradionecrose: um novo conceito da sua fisiopatologia. J Oral Maxillofac Surg 1983; 41:283

161. Marx RE. Osteomielite crónica dos maxilares. Oral Maxillofac Surg Clin North Am 1991; 3(2):367-381

162. Marx RE. Oxigénio hiperbárico: o seu papel após a radioterapia. In: Booth PW, Schendel SA, Hausamen JE (eds) Maxillofacial surgery. Churchill Livingstone, Nova Iorque, 1999

163. Marx RE, Johnson RP. Oxigénio hiperbárico em cirurgia oral e maxilofacial. In: Davis JC, Hunt TD (eds) Problem wounds. Elsevier, Nova Iorque, 1986

164. Marx RE, Johnson RP, Kline SN. Prevenção da osteoradionecrose: um ensaio clínico prospetivo aleatório de oxigénio hiperbárico versus penicilina. J Am Dent Assoc 1985; 111:49

165. Topazian RG. Osteomielite dos maxilares. In: Topizan RG, Goldberg MH, Hupp JR (eds) Oral and maxillofacial infections. Saunders, Filadélfia, 2002, pp 214-242

166. Andriole V. As quinolonas: passado, presente e futuro. Clin Infect Dis 2005; 41:113-119

167. Baker KA, Fotos PG. O tratamento das infecções odontogénicas. Uma fundamentação para uma quimioterapia adequada. Dent Clin North Am 1994; 38:689-706

168. Ciampolini J, Harding KG. Fisiopatologia da osteomielite bacteriana crónica. Porque é que os antibióticos falham tão frequentemente? Postgrad Med J 2000; 76:479-483

169. Darley ES, MacGowan AP. Antibioticoterapia de infecções Gram-positivas dos ossos e articulações. J Antimicrob Chemother 2004; 53:928-935

170. Darouiche RO. Device-associated infections: a macro problem that starts with micro-adherence. Clin Infect Dis 2001, 33:1567-1572

171. Fluckiger U, Zimmerli W. Diagnóstico e acompanhamento da osteíte bacteriana pós-operatória. Orthopade 2004; 33:416-423 [em alemão

172. Fux CA, Costerton JW, Stewart PS, Stoodley P. Estratégias de sobrevivência de biofilmes infecciosos. Trends Microbiol 2005; 13:34-40

173. Gristina AG, Oga M, Webb LX, Hobgood CD. Colonização bacteriana aderente na patogénese da osteomielite. Ciência 1985; 228:990-993

174. Hudson JW. Osteomielite dos maxilares: uma perspetiva de 50 anos. J Oral Maxillofac Surg 1993; 51(12):1294-1301

175. Jacobsson S, Hollender L. Tratamento e prognóstico da osteomielite esclerosante difusa (DSO) da mandíbula. Oral Surg Oral Med Oral Pathol 1980; 49(1):7-14

176. Koorbusch GF, Fotos P, Goll KT. Avaliação retrospetiva da osteomielite. Etiologia, factores de risco e tratamento em 35 casos. Oral Surg Oral Med Oral Pathol1992; 74(2):149-154

177. Lew DP, Waldvogel FA. Osteomielite. N Engl J Med 1997; 336:999-1007

178. Lew DP, Waldvogel FA. Osteomielite. Lancet 2004; 364:369-379

179. Marx RE. Osteomielite crónica dos maxilares. Oral Maxillofac Surg Clin North Am 1991; 3(2):367-381

180. Marx RE, Carlson ER, Smith BR, Toraya N. Isolamento de espécies de *Actinomyces* e *Eikenella corrodens* de pacientes com osteomielite esclerosante crónica difusa. J Oral Maxillofac Surg 1994;52(1):26-34

181. Ortqvist A, Hammers-Berggren S, Kalin M. Respiratory tract colonization and incidence of secondary infection during hospital treatment of community-acquired pneumonia. Eur JClin Microbiol Infect Dis 1990; 9:725-731

182. Stewart PS. Mechanisms of antibiotic resistance in bacterial biofilms (Mecanismos de resistência a antibióticos em biofilmes bacterianos). Int J Med Microbiol 2002; 292:107-113

183. Stewart PS Costerton JW. Antibiotic resistance of bacteria in biofilms (Resistência a antibióticos de bactérias em biofilmes). Lancet 2001; 358:135138

184. Taher AA. Osteomielite da mandíbula em Teerão, Irão. Análise de 88 casos. Oral Surg Oral Med Oral Pathol 1993; 76(1):28-31

185. Trampuz A, Zimmerli W. Infecções das articulações protésicas: atualização no diagnóstico e tratamento. Swiss Med Wkly 2005; 135:243-251

186. Trampuz A, Zimmerli W. Agentes antimicrobianos em cirurgia ortopédica: profilaxia e tratamento. Medicamentos 2006a; 66(8):1089-1105

187. Trampuz A, Zimmerli W. Diagnóstico e tratamento de infecções associadas a dispositivos de fixação de fracturas. Traumatismo 2006b; 37:S59-S66

188. Widmer A, Barraud GE, Zimmerli W. Reaktivierung einer *Staphylococcus aureus* osteomyelitis nach 49 Jahren. Schweiz Med Wschr 1988; 118:23-26

189. Widmer A, Frei R, Rajacic Z, Zimmerli W. Correlação entre a eficácia in vivo e in vitro de agentes antimicrobianos contra infecções por corpos estranhos. J Infect Dis 1990; 162:96-102

190. Widmer A, Wiestner A, Frei R, Zimmerli W. A morte de *Escherichia coli* aderente e que não cresce determina a eficácia do medicamento em infecções relacionadas com dispositivos. Antimicrob Agents Chemother 1991; 35:741-746

191. Zimmerli W, Ochsner P. Management of orthopedic implant associated infections (Gestão de infecções associadas a implantes ortopédicos). Infeção 2003; 31:99-108

192. Zimmerli W, Frei R, Widmer A, Rajacic Z. Testes microbiológicos para prever o resultado do tratamento em infecções experimentais relacionadas com dispositivos devido a *Staphylococcus aureus* J Antimicrob Chemother 1994; 33:959-967

193. Zimmerli W, Widmer AF, Blatter M, Frei R, Ochsner PE. Papel da rifampicina no tratamento de infecções estafilocócicas relacionadas com implantes ortopédicos: um ensaio aleatório controlado. Grupo de Estudo de Infeção de Corpo Estrangeiro (FBI). J Am Med Assoc 1998; 279:1537-1541

194. Zimmerli W, Trampuz A, Ochsner PE. Infecções da articulação protética. N Engl J Med 2004; 351:1645-1654.

195. Baltensperger M. Uma análise retrospetiva de 290 casos de osteomielite tratados nos últimos 30 anos no Departamento de Cirurgia Crânio-Maxilo-Facial de Zurique, com reconhecimento especial da classificação. Dissertação de Mestrado, Zurique, 2003

196. Hjorting-Hansen E. Decortication in treatment of osteomyelitis of the mandible (Decorticação no tratamento da osteomielite da mandíbula). Oral Surg Oral Med Oral Pathol 1970; 29(5):641-655

197. Hudson JW. Osteomielite dos maxilares: uma perspetiva de 50 anos. J Oral Maxillofac Surg 1993; 51(12):1294-1301 Kim SG, Jang HS. Tratamento da osteomielite crónica na Coreia. Oral Surg Oral Med Oral Pathol Oral Radiol Endod 2001; 92(4):394-398

198. Mercuri LG. Osteomielite aguda dos maxilares. Oral Maxillofac Surg Clin North Am 1991; 3(2):355-365

199. Marx RE. Osteomielite crónica dos maxilares. Oral Maxillofac Surg Clin North Am 1991; 3(2):367-381

200. Montonen M, Iizuka T, Hallikainen D, Lindqvist C. Decorticação no tratamento da osteomielite esclerosante difusa da mandíbula. Análise retrospetiva de 41 casos entre 1969 e 1990. Oral Surg Oral Med Oral Pathol 1993; 75(1):5-11

201. Obwegeser HL. Ressecção e reconstrução simultâneas de partes da mandíbula por via intra-oral em pacientes com e sem infecções graves. Oral Surg Oral Med Oral Pathol 1966; 6:693-704

202. Obwegeser HL, Sailer HF. Experiências com ressecção parcial intra-oral e reconstrução simultânea de casos com osteomielite mandibular. J Maxillofac Surg 1978; 6:34

203. Topazian RG. Osteomielite dos maxilares. In: Topizan RG, Goldberg MH, Hupp JR (eds) Oral and maxillofacial infections. Saunders, Filadélfia, 2002, pp 214-242

204. Allen DB, Maguire JJ, Mahdavian M, Wicke C, Marcocci L, Scheuenstuhl H, Chang M, Le AX, Hopf HW, Hunt TK. Wound hypoxia and acidosis limit neutrophil bacterial killingmechanisms. Arch Surg 1997; 132(9):991-996

205. Aitasalo K, Niinikoski J, Grenman R, Virolainen E. Um protocolo modificado para o tratamento precoce da osteomielite e da osteoradionecrose da mandíbula. Head Neck 1998;20(5):411-417

206. Baltensperger M, Keller O, Eyrich G, Gönnen A, Schenk B, Grätz K, Schmutz J. O papel da HBO no tratamento da osteomielite do maxilar. Uma análise retrospetiva de pacientes tratados no departamento de cirurgia crânio-maxilofacial em Zurique (1988-2000). Proc 27ª Reunião Anual da EUBS, 2001, pp 166-169

207. Belda FJ, Aguilera L, Garcia Asuncion J de la, Alberti J, Vicente R, Ferrandiz L, Rodriguez R, Company R, Sessler DI, Aguilar G, Botello SG, Orti R. Grupo Espanhol de Redução da Taxa de Infeção Cirúrgica. Supplemental perioperative oxygen and the risk of surgical wound infection: a randomized controlled trial J Am Med Assoc 2005; 26; 294(16):2035-2042

208. Doherty MJ, Hampson NB. Convulsões parciais provocadas por oxigenoterapia hiperbárica: possíveis mecanismos e implicações. Epilepsia 2005; 46(6):974-976

209. Dohil M, Prendiville JS, Crawford RI, Speert DP. Manifestações cutâneas da doença granulomatosa crónica. Relato de quatro casos e revisão da literatura. J Am Acad Dermatol 1997; 36(6 Pt 1):899-907

210. Handschel J, Brüssermann S, Depprich R, Ommerborn M, Naujoks C, Kübler NR, Meyer U. Avaliação da oxigenoterapia hiperbárica no tratamento de pacientes com osteomielite da mandíbula. MundKiefer Gesichtschir 2007; 11(5):285-290

211. Hohn DC, MacKay RD, Halliday B, Hunt TK. The effect of oxygen tension on the microbicidal functions of leukocytes in wounds and in vitro. Surg Forum 1976; 27:18-20

212. Hopf HW, Hunt TK, West JM, Blomquist P, Goodson WH III, Jensen JA, Paty K, Rabkin JM,

Upton RA, Smitten K von, Whitney JD. Wound tissue oxygen tension predicts the risk of infection in surgical patients. Arch Surg 1997; 132(9):997-1005

213. Jamil MU, Eckardt A, Franko W. Oxigenoterapia hiperbárica. Utilização clínica no tratamento de osteomielite, osteoradionecrose e cirurgia reconstrutiva da mandíbula irradiada. Mund Kiefer Gesichtschir 2000; 4(5):320-323 [em alemão]

214. Mader JT, Guckian JC, Glass DL, Reinarz JA. Terapia com oxigénio hiperbárico para osteomielite experimental causada por *Staphylococcus aureus* em coelhos. J Infect Dis 1978; 138(3):312-318

215. Mader JT, Brown GL, Guckian JC, Wells CH, Reinarz JA. A mechanism for the amelioration by hyperbaric oxygen of experimental staphylococcal osteomyelitis in rabbits. J Infect Dis 1980; 142(6):915-922

216. Mainous EG, Boyne BJ, Hart GB. Tratamento com oxigénio hiperbárico da osteomielite mandibular: relato de três casos. J Am Dent Assoc 1973; 35:13

217. Mandel G. Bactericidal activity of aerobic and anaerobic polymorphonuclear neutrophils. Infect Immun 1974; 94:337-341

218. Marx RE. Osteomielite crónica dos maxilares. Oral Maxillofac Surg Clin North Am 1991; 3(2):367-381

219. Marx R. Radiation injury to tissue. In: Kindwall EP, Whelan HT (eds) Hyperbaric medicine practice. Best Publishing, 1999, pp 665-773

220. Mendel V, Reichert B, Simanowski HJ, Scholz HC. Terapia com oxigénio hiperbárico e cefazolina para osteomielite experimental causada *por Staphylococcus aureus* em ratos. Undersea Hyperb Med 1999; 26(3):169-174

221. Mendel V, Simanowski HJ, Scholz HC Synergy of HBO2 and a local antibiotic carrier for experimental osteomyelitis due to *Staphylococcus aureus* in rats. Undersea Hyperb Med 2004; 31(4):407-416

222. Muhvich KH, Park MK, Meyrs RAM, Marzella L. Hyperoxia and the antimicrobial susceptibility of *Escherichia coli* and *Pseudomonas aeruginosa*. Antimicrob Agents Chemother 1989; 33:1526-1530

223. Muhvich KH, Meyrs RAM, Marzella L. Efeitos da oxigenação hiperbárica combinada com agentes antimicrobianos e cirurgia num modelo de infeção intra-abdominal em ratos. J Infect Dis 1988; 157:1058-1061

224. Park MK, Muhvich KH, Myers RA, Marzella L. A hiperóxia prolonga o efeito pós-antibiótico induzido pelos aminoglicosídeos em *Pseudomonas aeruginosa*. Antimicrob Agents Chemother 1991; 35(4):691-695

225. Park MK, Myers RAM, Marzella L. Oxygen tensions and infections: modulation of microbial growth activity of antimicrobial agents and immunologic responses (Tensões de oxigénio e infecções: modulação da atividade de crescimento microbiano de agentes antimicrobianos e respostas imunológicas). Clin Infect Dis 1992; 14:720-740

226. Quirinia A, Viidik A. The impact of ischemia on wound healing is increased in old age but can be countered by hyperbaric oxygen therapy. Mech Ageing Dev 1996; 91:131-144

227. Tandara A, Mustoe T. O oxigénio na cicatrização de feridas: mais do que um nutriente. World J Surg 2004; 28:294-300

228. Van Merkesteyn JP, Bakker DJ, Van der Waal I, Kusen GJ, Egyedi P, Van den Akker HP, De Man K, Panders AK, Lekkas KE. Tratamento com oxigénio hiperbárico da osteomielite crónica dos maxilares. Int J Oral Surg 1984; 13(5):386-395

229. Walden WC, Hentges DJ. Differential effects of oxygen and oxidation-reduction potential on the multiplication of three species of anaerobic intestinal bacteria. Appl Microbiol 1975; 30:781-785

230. Baltensperger M. Uma análise retrospetiva de 290 casos de osteomielite tratados nos últimos 30 anos no Departamento de Cirurgia Crânio-Maxilo-Facial de Zurique, com reconhecimento especial da classificação. Dissertação de Mestrado, Zurique, 2003

231. Baltensperger M, Gratz K, Bruder E, Lebeda R, Makek M, Eyrich G. A osteomielite crónica primária é uma doença uniforme? Proposta de uma classificação baseada numa análise retrospetiva de pacientes tratados nos últimos 30 anos. J Craniomaxillofac Surg 2004; 32(1):43-50

232. Bond SE, Saeed NR, Cussons PD, Watt-Smith SR. Reconstrução da ATM através da transferência do segundo metatarsal vasularizado livre. Br J Oral Maxillofac Surg 2004; 42:241-245

233. Eyrich GK, Harder C, Sailer HF, Langenegger T, Bruder E, Michel BA. Osteomielite crónica primária associada a sinovite, acne, pustulose, hiperostose e osteíte (síndrome SAPHO). J Oral Pathol Med 1999; 28(10):456-464

234. Kanemoto K, Suzuki R, Okano T, Nagumo M. Osteomielite do côndilo mandibular: relato de um caso. J Oral Maxillofac Surg 1992; 50:1337-1339

235. Kaufmann MG, Obwegeser HJ, Eyrich GKH, Grätz KW. A osteomielite solitária e abscedada do pescoço: Eine Rarität. Mund Kiefer Gesichtschir 2005; 9(4):251-256

236. Lindqvist C, Pihakari A, Tasanen A, Hampf G. Enxertos costocondrais autógenos na artroplastia da articulação temporomandibular. Um estudo de 66 artroplastias em 60 pacientes. J Maxillofac Surg 1986; 14(3):143-149

237. MacIntosh RB. A utilização de tecidos autógenos para a reconstrução da articulação temporomandibular. J Oral Maxillofac Surg 2000; 58(1):63-69

238. Marsot-Dupuch K, Doyen JE, Grauer WO. Síndrome SAPHO da articulação temporomandibular associada a surdez súbita. Am J Neuroradiol 1999; 20(5):902-905

239. Mercuri LG. O uso de próteses aloplásticas para a reconstrução da articulação temporomandibular. J Oral Maxillofac Surg 2000; 58(1):70-75

240. Mercuri LG, Anspach WE. Princípios para a revisão de próteses totais aloplásticas da ATM. Int J Oral Maxillofac Surg 2003; 32:353-359

241. Obwegeser HL. Aktives chirurgisches Vorgehen bei der Osteomyelitis mandibulae. Oesterr Zschr Stomat 1960; 57:216-225

242. Perrott DH, Umeda H, Kaban LB. Construção/reconstrução de enxerto costocondral da

unidade ramo/côndilo: acompanhamento a longo prazo. Int J Oral Maxillofac Surg 1994; 23:321-328

243. Saeed NR, Kent JN. Um estudo retrospetivo do enxerto costocondral na reconstrução da ATM. Int J Oral Maxillofac Surg 2003; 32(6):606-609

244. Saeed NR, Hensher R, McLeod MH, Kent JN. Reconstrução da articulação temporomandibular autógena comparada com aloplástica. Br J Oral Maxillofac Surg 2002; 40:296-299

245. Van Loon JP, de Bont GM, Boering G. Avaliação das próteses da articulação temporomandibular: revisão da literatura de 1946 a 1994 e implicações para futuros projectos de próteses. J Oral Maxillofac Surg 1995; 53(9):984-997

246. Wax MK, Winslow CP, Hansen J, MacKenzie D, Cohen J, Anderson P, Albert T. Uma análise retrospetiva das reconstruções da articulação temporomandibular com o retalho livre da fíbula. Laryngoscope 2000; 110:977-981

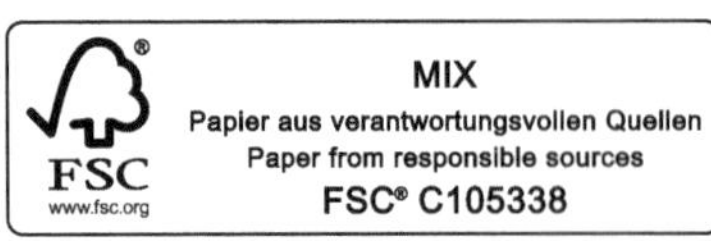

Printed by Books on Demand GmbH, Norderstedt / Germany